DU REDRESSEMENT

DE

L'ANKYLOSE DU GENOU

PAR DE

Nouveaux Procédés d'Arthroclasie et d'Ostéoclasie mécaniques

PAR LE

DOCTEUR F. EDOUARD

Ex-interne des Hôpitaux de Lyon

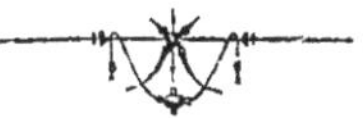

LYON

IMPRIMERIE A. WALTENER ET Cⁱᵉ

14, Rue Bellecordière, 14

—

1883

DU REDRESSEMENT

DE

L'ANKYLOSE DU GENOU

PAR DE

Nouveaux Procédés d'Arthroclasie et d'Ostéoclasie mécaniques

PAR LE

DOCTEUR F. EDOUARD

Ex-interne des Hôpitaux de Lyon

LYON

IMPRIMERIE A. WALTENER ET Cie

14, Rue Bellecordière, 14

1883

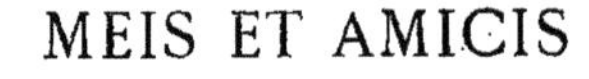

MEIS ET AMICIS

PRÉLIMINAIRES

R. Volkmann écrivait en 1865 : « Qui sait si dans peu de temps, pour les cas d'ankylose osseuse du genou et de la hanche ayant résisté au brisement forcé manuel, on n'aura pas de nouveau recours aux machines pour fracturer l'os dans l'articulation ou directement au-dessus, en évitant ainsi les ostéotomies et les résections sans doute beaucoup plus dangereuses. » (1) Cet espoir semble s'être réalisé, en partie du moins.

Il y a un an à peine, M. Robin, alors notre

(1) *Gelenksteifigkeit, Ankylosis von R. Volkmann in Handb. d. allg. u. spec. Chir. v. Pitha u. Billroth.*
Bd 11 A 2 L 1 s. 600. Erl. 1865.

collègue d'internat, arrivait après de longs
tâtonnements à construire d'une façon définitive un appareil permettant de fracturer le fémur, avec la plus grande précision en un point
donné. Cet ostéoclaste appliqué au traitement
du genu valgum chez l'adulte a donné des résultats presque inespérés. Encouragé par ce succès, M. Robin, sur l'initiative de M. D. Mollière,
fit subir à son instrument quelques modifications qui permirent de l'employer au redressement de l'ankylose angulaire du genou.
Cette fois encore toutes les prévisions furent
dépassées. A l'aide de ces deux appareils, il
est maintenant permis d'attaquer sans témérité
des ankyloses que le redressement manuel seul
n'aurait pu rompre, et de rétablir la rectitude
du membre, soit en brisant dans l'interligne,
soit en fracturant le fémur au-dessus ainsi
que l'a fait M. Ollier, il y a trois ans. Ayant
observé nous-même plusieurs cas d'ankyloses
du genou, redressées sans accident, pendant
que nous étions interne de M. Mollière, nous
avons résolu d'exposer dans notre thèse inau-
gurale les avantages que l'on peut retirer du
redressement forcé pratiqué à l'aide de l'ostéoclaste ou de l'arthroclaste de M. Robin.

Pour éviter toute confusion, nous avons
donné le nom d'arthroclasie, au brisement
dans l'article ; nous avons réservé spécialement

le nom d'ostéoclasie à la fracture du fémur faite au-dessus de l'articulation dans un but thérapeutique.

Nous avons divisé notre travail en cinq chapitres. Le premier est consacré à l'historique. Dans le deuxième, nous donnons un aperçu général des différentes méthodes d'arthroclasie. Nous décrivons dans le troisième chapitre les accidents auxquels expose le redressement. Le quatrième est réservé à la description des appareils de M. Robin, au manuel opératoire, et aux observations. Enfin, dans le dernier, nous étudions les indications et les contre-indications, soit de l'arthroclasie, soit de l'ostéoclasie fémorale dans le traitement de l'ankylose angulaire du genou.

Nous ne saurions commencer ce travail sans témoigner toute notre reconnaissance à M. le professeur Ollier qui a bien voulu accepter la présidence de notre thèse, et qui nous a communiqué la seule observation d'ostéoclasie que nous ayons. Que M. Daniel Mollière reçoive l'expression de notre gratitude pour les conseils qu'il nous a donnés. Nous tenons encore à remercier M. le Dr Robin qui nous a fourni un sujet de thèse, et M. le Dr Amuat qui a mis à notre disposition sa connaissance approfondie des langues étrangères.

CHAPITRE I

Considérations historiques.

Le traitement de l'ankylose angulaire du genou est une conquête de la chirurgie moderne. Dans le moyen âge et l'antiquité, cette affection est regardée comme absolument incurable.

Hippocrate se contente d'indiquer le moyen de prévenir l'ankylose : il conseille de mobiliser les articulations qui tendent à s'enraidir, et indique la position la plus favorable à donner aux membres qui ne peuvent être soustraits à l'immobilité.

Celse, un peu moins timide, attaque les fausses ankyloses dues à des lésions extra-articulaires : il excise les cicatrices qui gênent les mouvements, redresse l'articulation et cherche à obtenir la cicatrisation dans cette position nouvelle.

Paul d'Egine, Guy de Chauliac, A. Paré et leurs contemporains n'interviennent que par des frictions, des onctions ou des massages. C'est seulement au XVIIe siècle que la chirurgie, avec Fabrice de Hilden, entre dans une voie plus hardie mais plus efficace et plus rationnelle. Cet auteur préconise le redressement progressif à l'aide de deux appareils dont nous trouvons la description dans la thèse de concours de M. Richet. Il est bientôt imité par Verdüc qui le premier semble avoir eu l'idée du redressement successif.

Dans le siècle suivant, la thérapeutique de l'ankylose ne fait aucun progrès. J. L. Petit et les membres de l'ancienne académie sont partisans de la non intervention. Seul, Manget redresse les genoux ankylosés avec un appareil qu'il croit avoir inventé et qui n'est autre que celui de Fabrice de Hilden. Les autres chirurgiens recouvrent simplement l'articulation d'emplâtres ou d'onguents et pratiquent quelques massages. Certains d'entre eux ont cependant recours à des moyens moins inoffensifs. A l'exemple de Naudeau, médecin de Saint-Etienne-en-Forez, ils font sur le genou des applications réitérées de moxas et prétendent amener ainsi un redressement rapide du membre.

Les auteurs du commencement de notre siècle cherchent à bien séparer l'ankylose osseuse de l'ankylose fibreuse. Pour la première, tous la regardent comme absolument incurable; pour la seconde, si quelques chirurgiens imitant en cela Richerand, se contentent de chercher à « *fluidifier la graisse,* » d'autres, parmi lesquels nous pouvons citer J. Cloquet, Sanson, adoptent la méthode indiquée par Fabrice de Hilden. Mais ils ne l'emploient qu'avec timidité, et abandonnent le redressement progressif dès que survient le moindre gonflement : ils craignent de déterminer la carie de l'articulation. Boyer montre cependant plus de hardiesse, et il obtient de nombreuses guérisons par l'extension graduelle du membre.

Plus tard, les travaux se multiplient, et de 1825 à 1840 nous voyons naître toutes les méthodes de traitement encore employées aujourd'hui. C'est d'abord l'ostéotomie que Rhea Barton pratique pour la première fois en 1826 pour une ankylose coxo-fémorale, et qu'il n'applique qu'en 1835 à l'ankylose du genou. Il est bientôt imité par Platt-Burr de Cheneyville, 1841, William Gibson, de Pensylvanie, 1841, Gurdon Buck, 1845, Mutter, de Philadelphie, etc. Pendant que les Américains cherchent par des sections osseuses à remédier à l'ankylose angulaire, les Allemands, attribuant aux retractions tendineuses le rôle prédominant dans la déformation, imaginent de sectionner les tendons fléchisseurs avant de procéder au redressement. Cette pratique vulgarisée par Stromeyer, Michaëlis, et surtout par Dieffenbach en 1832, est introduite en France en 1837 par V. Duval. Adoptée bientôt par Bonnet, Palasciano. J. Guérin, elle devient un adjuvant utile du brisement forcé, et contribue, mais beaucoup moins qu'on ne l'a prétendu, aux succès qu'obtiennent ces chirurgiens.

A côté de ces deux méthodes en surgit bientôt une troisième, dont Louvrier est le promoteur, celle du redressement brusque à l'aide d'appareils puissants.

Cette innovation était du reste justifiée par plusieurs cas de guérison accidentelle d'ankyloses réputées incurables, et qu'une chute, un coup avaient brusquement mobilisées et redressées. Job à Meckreen, Bartholin, et plus tard Niebs (de Mâcon), Cazenave, V. Duval publièrent successivement des observations de ce genre. Quoique rapportés par des hommes d'une grande autorité scientifique, ces faits attirent peu l'attention des chirurgiens, qui s'obstinent dans leur système de non-intervention. Les rebouteurs sont plus audacieux : l'un d'eux guérit la duchesse de Luynes en lui redressant de vive force une ankylose du coude. Un autre, dont parle Mayor, procède d'une façon aussi simple que brutale et dangereuse : il s'assied brusquement sur le genou ankylosé et rétablit sans accidents, dit-on, la forme et les mouvements. Cette pratique n'était certes pas faite pour trouver des imitateurs parmi les chirurgiens sérieux : elle prouvait néanmoins qu'il ne fallait pas désespérer de la curabilité des ankyloses : qu'il y avait beaucoup à attendre de la rupture brusque, manuelle ou mécanique des adhérences lorsque ce procédé, qui entre les mains de gens ignorants et maladroits, donnait déjà des guérisons, aurait été réglé d'une façon méthodique et réellement scientifique.

Louvrier qui pratiqua le premier le redressement immédiat eut le tort de vouloir l'appliquer indistinctement à toute espèce d'ankylose. Son appareil était du reste de force à vaincre toutes les résistances, mais non toujours à l'avantage du malade. Ses premières opérations, faites dans le Doubs, furent cou-

ronnées d'un plein succès et excitèrent l'admiration
des professeurs de l'Ecole de Besançon. Louvrier se
rendit bientôt à Paris : plusieurs chirurgiens, Bérard,
Blandin, Laugier, Velpeau entre autres lui confièrent
des malades de leurs services. Les premiers opérés
recouvrèrent non seulement la rectitude mais les
mouvements de leur membre, aussi commença-t-on
à parler avec enthousiasme du nouveau traitement
des ankyloses. Louvrier reçut les félicitations de Velpeau et de la plupart des membres de l'Académie
présents à ses opérations : « Après tant d'efforts,
d'expériences coûteuses et même de dégoût, il re-
cueillait la récompense qui devait le plus flatter son
amour-propre : les suffrages d'une pareille assemblée
et l'approbation sans réserve du savant professeur de
Clinique chirurgicale. » (*Gazette des hôpitaux*, 16 novembre 1839, p. 539). Cet engouement dura bien
peu. Enhardi par le succès, Louvrier attaqua des ankyloses dont le redressement était nettement contre-
indiqué : les accidents qui ne tardèrent pas à survenir
firent oublier les succès incontestables obtenus anté-
rieurement. Dans un rapport lu à l'Académie de médecine le 4 juin 1841, MM. Thillaye et Bérard con-
damnent la pratique du médecin de Pontarlier comme
ne donnant que des résultats trop imparfaits et trop
incertains pour compenser les atroces douleurs de
l'opération et les dangers auxquels elle expose. Tous
les chirurgiens français se rallient aux conclusions de
ce rapport, et la méthode de Louvrier tombe bientôt
sous la réprobation universelle. En Belgique, Lutens
ose de nouveau pratiquer le redressement immédiat

à l'aide d'un appareil de son invention, mais il est désapprouvé dans tous les journaux de médecine qui publient ses observations, 1841-1843. Mayor cependant, dans son ouvrage sur le traitement accéléré des ankyloses, se déclare partisan du redressement immédiat, et, en Allemagne, R. Volkmann, sans se dissimuler les dangers de la méthode de Louvrier, reconnaît qu'elle ne méritait pas d'être désapprouvée d'une manière aussi générale et de tomber si rapidement dans un pareil oubli.

Qu'on nous pardonne d'avoir donné une si grande place aux travaux de Louvrier dans cet historique ; mais c'est le redressement forcé, sinon toujours instantané que nous voulons défendre, c'est l'application de sa méthode sous une autre forme, avec un autre appareil que nous venons proposer.

Bonnet de Lyon, vivement frappé par la lecture des observations de Louvrier, s'empare du principe de la méthode, le redressement brusque, en laissant de côté ce qu'elle avait de brutal et d'incertain ; il adopte l'anesthésie récemment découverte et supprime la douleur de l'opération, une des objections les plus graves faites à la rupture brusque de l'ankylose ; il emprunte à Dieffenbach et à Palasciano la ténotomie sous-cutanée, et comme le premier de ces chirurgiens, il mobilise l'articulation en lui imprimant des mouvements alternatifs de flexion et d'extension. Il immobilise alors le membre pour prévenir ou combattre l'arthrite, et si au bout de trente jours environ, aucun phénomène inflammatoire n'est survenu, il essaie de rétablir les mouvements à l'aide d'ingénieux appareils qu'il décrit dans la *Gazette médicale de Paris* 1848.

Comme on le voit si Bonnet n'a trouvé ni l'anesthésie, ni la section des tendons ni le brisement forcé, c'est à lui cependant que revient la gloire d'avoir groupé les différents moyens d'action et créé une méthode pouvant s'appliquer au redressement de la plupart des ankyloses ; mais comme la plupart des novateurs, il eut peut-être le tort de vouloir trop généraliser son mode de traitement.

En 1864, au premier congrès médical de Lyon, MM. Delore et Philippeaux, cherchent dans leurs mémoires à poser nettement les indications et les contre-indications de la rupture des ankyloses et de la mobilisation consécutive. Ils soulèvent à ce sujet une discussion mémorable à laquelle prennent part Verneuil, Palasciano et Desgranges. Ce dernier rejette les sections tendineuses, comme inutiles et dangereuses. Il soutient en outre qu'il ne faut pas trop compter sur le rétablissement des mouvements et qu'il est souvent nuisible de vouloir mobiliser à tout prix ainsi que l'avait fait Bonnet.

A l'étranger le brisement forcé, pratiqué avec ou sans ténotomie, à l'aide des mains ou de machines, trouva des partisans convaincus. Introduit en Allemagne par B. de Langenbeck, en Autriche par Beck il est adopté par de nombreux chirurgiens : qu'il nous suffise de citer Friedberg de Berlin, Schuh de Vienne, Max de Langenbeck de Hanovre, Stabel de Kreuznach, Schildbach, Nussbaum, Volkmann, etc. En Russie, Pirogoff emploie le premier le redressement forcé, et trouve de nombreux imitateurs. En Italie, les travaux de Palasciano sont continués par Borelli, Giorcelli, Domenico Peruzzi, Berrutti, Rizzoli, Berardo-Constantini. Rey de Barcelone pratique le redressement par extension immédiate. En Angleterre et en Amérique, l'opération de Rhea Barton l'emporte, cependant le brisement forcé a ses défenseurs dans Broodhurst et Jordan, dans Bauer et dans Homans.

Tous les chirurgiens que nous venons de citer ont cherché à rompre dans l'interligne, à faire ce que nous sommes convenus d'appeler l'arthroclasie. Mais nous sommes convaincu que souvent le redressement a dû s'obtenir, non par la mobilisation des surfaces articulaires mais par l'inflexion ou la fracture des os au-dessus et au-dessous de l'articulation.

En 1859, Demarquay voulant redresser une ankylose du genou, exerça des tractions sur la jambe et obtint assez facilement la rectitude : le membre fut aussitôt immobilisé dans un appareil dextriné. Peu de jours après le malade fut emporté par une pleuropneumonie, et à l'autopsie, Demarquay fut tout surpris de trouver l'articulation intacte, et de constater que le redressement était dû simplement à une fracture du fémur. A l'occasion de ce fait communiqué à la Société de chirurgie, le 10 août 1859, Chassaignac, Marjolin, Verneuil, reconnurent que plusieurs fois ils avaient eux-mêmes brisé le fémur en voulant redresser des ankyloses du genou.

Quelques années auparavant, M.-Guyon observait le fait suivant dans le service de Velpeau :

Un jeune homme atteint d'ankylose du genou à angle obtus, ayant glissé sur le pavé tomba, la jambe malade engagée sous le corps, et ne put se relever. On reconnut qu'il s'était fracturé le fémur précisément au-dessus des condyles, et que la fracture, autant qu'il était permis d'en juger, était transversale. Sur l'ordre de Velpeau, M. Guyon étendit le membre et l'immobilisa dans cette nouvelle position. Les suites furent simples, la consolidation rapide et la rectitude du membre assez grande pour que le pied répondit au sol par une partie de sa face plantaire. Le malade avait donc retiré de son accident un bénéfice considérable.

Après ces faits, il est permis de supposer que beaucoup de prétendus redressements d'ankylose doivent être mis sur le compte de la fracture du fémur, qui, lorsqu'elle siège près de l'interligne, peut parfaitement être prise pour un brisement dans l'article. Déjà en 1839, Louvrier était loin de regarder cette fracture comme un accident; il dit même : « Pour l'ankylose osseuse il est évident qu'on ne peut redonner de la mobilité à l'articulation. mais en rompant l'os, on donne au membre la rectitude. »

Vingt années plus tard, Maisonneuve et Stanley, redressaient presque simultanément une ankylose à angle droit de la hanche en brisant le fémur au-dessous du grand trochanter. Ils furent bientôt imités par Verneuil, Tillaux et beaucoup d'autres chirurgiens français et étrangers : aujourd'hui on compte 25 cas d'ankyloses coxo-fémorales redressées par la fracture sous-trochantérienne. Mais personne n'ose

appliquer à l'ankylose du genou la méthode diaclastique créée par Maisonneuve. Cependant Billroth
ayant deux fois fracturé le fémur sans le vouloir,
dans des tentatives de brisement forcé manuel, et
ayant obtenu la rectitude sans rupture de l'ankylose,
est d'avis de remplacer l'ostéotomie et la resection,
du moins pour la hanche et le genou, par l'infraction de la cuisse, s'il est possible de la pratiquer
sans difficulté. Volkmann, qui avait apprécié à sa
juste valeur la méthode de Louvrier, indique d'une
façon très nette les deux manières d'arriver à rendre
au membre sa rectitude. en brisant tantôt dans l'interligne, tantôt au-dessus. Nous ne reproduisons
pas ses paroles que nous avons traduites littérale-
ment en tête de notre thèse.

Beaucoup de chirurgiens partageaient les idées de
Billroth et de Volkmann, et auraient sans doute
pratiqué dans certains cas le redressement par fracture, s'ils avaient eu à leur disposition un instrument
permettant de briser sans accidents, sans grand déplacement et en un point nettement déterminé, un os
aussi résistant que le fémur. M. Ollier est à notre
connaissance le seul chirurgien qui ait appliqué mé-
thodiquement l'ostéoclasie fémorale au traitement
de l'ankylose angulaire du genou. L'ostéoclaste
construit, à cette occassion par M. Robin, présen-
tait de nombreuses imperfections : mais depuis, grâce
à des modifications successives, M. Robin est parvenu
à donner à son nouvel instrument toutes les garanties
de précision et d'innocuité. Les nombreuses ostéo-
clasies faites pour le redressement du genu valgum,

ont pleinement confirmé les espérances que l'on fondait sur cet appareil.

En résumé, nous voyons par cet historique, que l'arthroclasie n'a été réellement employée d'une façon méthodique pour l'ankylose angulaire du genou que depuis le commencement de ce siècle. Quant au redressement par ostéoclasie faite intentionnellement, son origine est plus récente. La seule opération que nous ayons pu trouver est celle de M. Ollier que nous publions plus loin et qui remonte à 1879.

CHAPITRE II

Aperçu général des principaux procédés
d'arthroclasie

Nous ne voulons pas décrire ici tous les procédés, tous les appareils inventés successivement par les chirurgiens pour redresser l'ankylose du genou : cette étude pour être complète nécessiterait de trop longs développements. Nous nous contenterons d'envisager d'une façon générale les différentes méthodes d'arthroclasie, de rechercher si elles présentent toute l'innocuité et la précision désirables. Nous ne ferons que signaler en passant les accidents auxquels elles exposent, car nous nous réservons d'étudier dans un chapitre spécial les complications du redressement que leur gravité, leur fréquence recommandent plus particulièrement à notre attention.

L'arthroclasie a été pratiquée, croyons-nous, de six façons différentes :

1º Par extension forcée ;

2º Par pression forcée verticale ;

3º Par extension et flexion forcées combinées ;

4º Par percussion brusque verticale ;

5º Par flexion forcée ;

6º Par flexion et extension forcées combinées.

Passons successivement en revue ces différents procédés :

1º *Arthroclasie* par *extension forcée*. — Cette méthode consiste à faire disparaître l'angle de flexion, en exerçant des tractions sur les deux segments du membre ou sur la jambe seulement, la cuisse étant solidement immobilisée. L'extension forcée a été pratiquée soit avec les mains seules, (B. de Langenbeck, Giorcelli, etc.), soit à l'aide de mouffles, ou de machines plus ou moins compliquées (appareils à redressement de Stromeyer, de Bouchet, etc.). Les tractions manuelles ou mécaniques ont été le plus souvent appliquées à l'extrémité inférieure de la jambe ou tout au moins à une assez grande distance de l'articulation : on agissait ainsi sur un bras de levier relativement long, aussi pouvait-on vaincre de plus grandes résistances, mais on perdait en précision ce que l'on gagnait en force. C'est en effet l'extension forcée qui expose le plus à la luxation du tibia en arrière, ou à la fracture de son extrémité supérieure, accidents sur la pathogénie desquels nous aurons bientôt à insister.

2° Une *pression verticale* sur le sommet de l'angle formé par la flexion du genou peut, si elle est assez énergique, rendre au membre sa rectitude. Les chirurgiens qui ont eu recours à ce procédé de redressement se sont servi d'appareils mécaniques agissant à peu près tous de la façon suivante : le genou embrassé par un collier de cuir ou d'acier, est ramené par une vis de rappel ou tout autre mécanisme, contre le plan horizontal, planche ou gouttière, auquel est fixé le membre. (Fabrice de Hilden, Manget, Lutens, Schuh, Bauer, etc.). La pression à l'aide des mains seules, ne triomphe guère que des ankyloses peu prononcées. Si les surfaces articulaires sont solidement unies entre elles, il est nécessaire de déployer une force considérable, s'appliquant en un point très limité, et sur une région qui supporte mal la compression étant donnée la faible épaisseur des tissus qui recouvrent la rotule. Aussi n'est-il pas rare d'observer à la suite du redressement par pression verticale, des contusions et même des eschares sur la face antérieure du genou.

3° La *combinaison* des deux méthodes précédentes, sans prévenir complètement les accidents propres à chacune d'elles, les rend cependant moins fréquents. C'est à ce procédé qu'ont eu recours la plupart des chirurgiens qui ont pratiqué l'arthroclasie manuelle. B. de Langenbeck et ses élèves opéraient ainsi : Le malade était couché sur le ventre, le genou ankylosé reposant par sa face antérieure sur la table d'opération. Un aide était chargé de maintenir solidement la cuisse et de faire en même temps la contre-extension. Le chirurgien plaçant une main dans la fosse poplitée, embrassait avec l'autre la face postérieure du tibia près de son extrémité supérieure et essayait de pousser la jambe en avant, ce qui demandait le développement d'une force énorme. Le plus souvent, ces tentatives venant à échouer, il fallait agir sur l'extrémité inférieure de la jambe, c'est-à-dire augmenter la longueur du bras de levier. Langenbeck recommandait alors de prendre d'autant plus de précautions, qu'on s'éloignait davantage de l'articulation du genou : il redoutait à juste titre la luxation du tibia en arrière, ou la fracture de cet os près de l'article.

De nombreux appareils ont été construits d'après ce principe de la combinaison des forces d'extension et de pression. Qu'il nous suffise de signaler ceux de Delpech, de Louvrier, de Bonnet et de Rizzoli. C'est aussi dans cette classe que l'on pourrait ranger l'appareil de M. Robin, dont nous prouverons plus loin la supériorité.

4° La *percussion* brusque verticale a été employée assez souvent pour rompre les cals anguleux, mais très rarement pour redresser l'ankylose angulaire du genou. Certains empiriques dont parle Mayor, ont cependant eu recours à ce procédé de rupture aussi brutal que dangereux : d'autre part les guérisons accidentelles d'ankyloses à la suite d'une chute ou d'un coup sur le genou ne sont pas très rares, nous en avons cité quelques cas dans notre historique.

Jusqu'ici aucun chirurgien n'a osé préconiser cette méthode de redressement, sur les dangers de laquelle nous croyons inutile d'insister.

5° La *flexion forcée* a surtout pour but de mobiliser la rotule et, d'une manière générale, de rompre les adhérences siégeant à la partie antérieure de l'articulation. Elle est tout fait incapable de triompher des résistances que la rétraction des ligaments latéraux et postérieurs, des tissus du creux poplité peuvent opposer au redressement. Dieffenbach qui, le premier a préconisé la rupture de l'ankylose par l'exagération de la flexion pathologique, pratiquait simultanément la ténotomie des fléchisseurs, qui pour lui étaient les principaux agents de la déformation.

6° La *combinaison de la flexion et de l'extension forcées*, constitue une méthode plus complète. C'est de tous les procédés d'arthroclasie manuelle, celui qui a donné ies meilleurs résultats. Créé par Bonnet, il est adopté bientôt sous le nom de brisement forcé par la plupart des chirurgiens allemands et italiens. Moins dangereux que les autres modes de rupture, il expose cependant à quelques accidents, et Nussbaum qui l'a appliqué à 119 cas d'ankylose angulaire du genou a produit 32 fois la fracture des condyles, 7 fois celle de l'extrémité supérieure du tibia et 2 fois la luxation de cet os en arrière.

Quelle que soit la méthode de rupture que l'on emploie, que l'on ait recours à la flexion, à l'extension, à la pression, ou à ces différents procédés combinés, on peut, suivant la puissance des moyens d'action, arriver avec une rapidité variable à rendre au membre sa rectitude. Se plaçant au point de vue de la durée du traitement actif, M. Delore reconnaît trois procédés de redressement, ce sont les suivants :

1° Le *redressement lent ou progressif*, où l'on cherche à vaincre les résistances par des tractions peu énergiques, mais soutenues et prolongées. Les poids dont on se servait primitivement pour agir sur le membre ont été depuis avantageusement remplacés par le caoutchouc, dont l'élasticité permet une extension régulière et continue. C'est sur la traction élastique qu'est fondé l'appareil à extension de Blanc de Lyon. Ce redressement progressif présente de nombreux inconvénients, et Dieffenbach qui l'a employé concurremment avec les sections tendineuses, le juge ainsi : « Ce traitement, par les efforts continus de la machine, est souvent lié à des douleurs insupportables : on est obligé d'y renoncer.....Beaucoup de cas d'ankylose ne peuvent être vaincus..... Le traitement dure des années. » (Chirurg. Erfahrungen, trad. par Philipps. p. 5o.)

2° Le *redressement immédiat*. Ici une nouvelle division est nécessaire. La rupture peut être brusque et instantanée, les adhérences cèdent d'un seul coup : c'est ce qui arrive dans les cas de rupture accidentelle d'ankylose, c'est ce qu'avait cherché à réaliser Louvrier avec sa machine.

D'autrefois le redressement est obtenu d'une façon progressive, mais dans une seule séance.

Ce procédé est moins rapide, mais moins aveugle et, partant, moins dangereux que le précédent. Du reste la rapidité opératoire que recherchait Louvrier a perdu son importance depuis la découverte de l'anesthésie. C'est à la rupture immédiate et progressive qu'avait recours Bonnet lorsqu'il cherchait à redresser les membres ankylosés en leur faisant exécuter des mouvements de flexion et d'extension alternatifs et de plus en plus étendus.

3° La *méthode mixte*. Cette méthode, à laquelle M. Delore donne la préférence, est une combinaison des deux précédentes. On pratique d'abord la rupture immédiate, mais seulement d'une petite étendue de l'ankylose, et on cesse le redressement dès que l'on a à craindre la déchirure de la peau, la luxasion du tibia en arrière, la fracture, les ruptures vasculaires ou tout autre accident. On emploie alors le redressement continu. Dès que celui-ci devient impuissant on a de nouveau recours au redressement immédiat et partiel qui est alors beaucoup plus facile puis à l'extension continue et ainsi de suite, jusqu'à ce qu'on ait obtenu la rectitude complète du membre. Comme on le voit, cette méthode se rapproche. beaucoup du redressement successif dont Verduc semble avoir eu l'idée première et dont Malgaigne a posé les règles dans ses *Leçons d'Orthopédie*, 1862, p. 40 à 52). Mais dans l'intervalle des séances de redressement immédiat, Malgaigne se contente de lutter par des antiphlogistiques contre l'arthrite développée par les manœuvres, sans avoir recours à l'extension continue.

Ces différentes méthodes ont eu leurs succès et leurs revers, et il est assez difficile d'en adopter une à l'exclusion complète des autres. Le redressement immédiat et progressif, la méthode mixte ou le redressement successif nous paraissent cependant préférables : chacun de ces procédés comporte, du reste, des indications particulières sur lesquelles nous aurons à revenir.

CHAPITRE III

Des accidents du redressement

Si pendant longtemps on a regardé les ankyloses comme des « *noli me tangere* » de la médecine, si la méthode de Louvrier est tombée sous la réprobation universelle, c'est que des accidents nombreux et graves ont accompagné les tentatives de redressement, et que les chirurgiens ont craint d'exposer les jours des malades en cherchant à porter remède à une difformité parfaitement compatible avec la vie. Ces accidents ne sont cependant pas inévitables, et, pour notre part, nous sommes fermement convaincu que le redressement peut être tout-à-fait innocent, lorsqu'on ne l'applique pas d'une façon aveugle et indistinctement pour tous les cas d'ankylose, lorsqu'on possède des appareils agissant avec précision, et que l'on se conforme à certaines règles opératoires que nous aurons bientôt à exposer.

Bonnet comprenait parmi les accidents de la rupture des ankyloses, l'impossibilité de briser les adhérences, la difficulté d'appliquer des appareils prothétiques, la faiblesse, l'impotence ultérieure du membre, etc. Pour nous, nous insisterons plus spécialement dans ce chapitre sur les lésions anatomiques, sur les perturbations organiques ou fonctionnelles qui accompagnent le redressement soit immédiatement, soit dans un avenir très rapproché. La plupart de ces accidents se produisent par le mécanisme de la compression ou de la rupture ; nous allons les passer successivement en revue.

1° Contusion. — Cet accident n'est pas une conséquence directe du redressement, il résulte de la pression que les pièces de l'appareil, surtout celles qui servent à fixer le membre, exercent sur les parties molles. Aussi la contusion siège-t-elle le plus souvent à la partie antérieure, au niveau de la rotule, d'autant que les tissus, assez minces dans cette région, se prêtent peu à la compression. La gravité de la contusion est très variable : elle dépend de l'intensité de la pression, de sa durée, mais aussi de la répartition de cette pression sur une surface plus ou moins étendue. Absolument bénigne lorsqu'elle ne consiste qu'en une ecchymose, une petite bosse sanguine, la contusion devient d'une haute gravité lorsqu'elle amène la mortification des tissus et qu'elle expose le malade à tous les dangers de l'élimination. Cet accident entraîna la mort d'un des opérés de Louvrier (15ᵉ observation.)

Velpeau fait remarquer que la contusion peut siéger dans les parties profondes, laissant la peau à peu près intacte. Le danger est alors beaucoup moins grand, car la réparation des parties contusionnées se fait très facilement à l'abri du contact de l'air.

2º *Déchirure des téguments.* — Cette complication est à craindre lorsque des cicatrices occupent le creux poplité, ou que la peau sclérosée, ayant perdu sa souplesse, est incapable de se distendre autant que l'exige le redressement. Cette déchirure peut occuper non seulement la peau, mais les tissus sous-jacents, et par les complications auxquelles elle expose lorsqu'elle est profonde, elle présente un haut caractère de gravité. C'est elle qui fit périr une des opérées de Louvrier et qui contribua le plus à discréditer la méthode du redressement immédiat. Le cas était en effet bien mal choisi.

La malade, âgée de 51 ans, très affaiblie, tuberculeuse, syphilitique, était atteinte d'une ankylose par rétraction cicatricielle, suite d'accidents tertiaires non encore complétement guéris. Devant cet ensemble de conditions déplorables, Louvrier refusa d'abord d'intervenir, jugeant que le cas était plutôt justiciable de la tenotomie et de l'extension continue. Puis il finit par céder aux sollicitations de la malade, et, disons-le aussi, aux instances de quelques chirurgiens. Les téguments du jarret furent déchirés et la plaie devint le point de départ d'accidents inflammatoires auxquels succomba la malade quatre semaines après l'opération.

La déchirure des téguments, dont on a beaucoup exagéré la fréquence, peut, croyons-nous, être évitée si l'on surveille attentivement le degré de tension de la peau et des cicatrices, et si l'on cesse les manœuvres dès que cette tension devient menaçante. Quand on pratique le redressement à l'aide des mains seules, il semble que cette déchirure de la peau soit à peu près impossible, et cependant cet accident survint chez une opérée de Friedberg, professeur à l'Université de Berlin, qui voulait rompre les adhérences par les mouvements alternatifs de flexion et d'extension forcée *manuelle*.

Lésions des vaisseaux. — Les lésions vasculaires comptent parmi les complications les plus fréquentes et aussi les plus graves du redressement immédiat. Englobés dans les masses fibreuses du creux poplité, les vaisseaux, tiraillés dans les tentatives de rupture, peuvent se déchirer ou subir une compression qui efface leur calibre. Nélaton prétend que les artères échappent à la rétraction générale, qu'elle deviennent flexueuses ; il n'est pas moins vrai que souvent elles ont perdu leur élasticité et qu'elles se rompent au lieu de se prêter à l'allongement que nécessite la rectitude du membre.

Homans, de Boston, redressant une ankylose du genou droit chez un enfant de 14 ans, vit survenir immédiatement après l'opération du gonflement et de la douleur dans le membre ainsi que quelques phénomènes généraux. Huit jours après, il sentit une fluctuation très nette dans le mollet, et fit une inci-

sion qui donna issue à une certaine quantité de sang
et de pus. Au bout de quelques instants une véritable
hémorrhagie par jets se produisit et Homans ne
pouvant s'en rendre maître fut conduit à lier la fémorale au sommet du triangle de Scarpa : le sang
s'arrêta aussitôt. Homans attribua non sans raison
cette hémorrhagie à une déchirure de la poplitée,
mais cette déchirure devait être peu considérable,
car les pulsations des artères tibiales persistèrent
jusqu'au moment où on fit la ligature de la fémorale.
(Homans, Boston, *Med. and Surg. Journ.* 19 octobre 1876.) La déchirure de l'artère n'est pas toujours due à une rupture directe, au moment du
redressement. M. Poinsot, dans un mémoire sur
les resections dans l'ankylose angulaire du genou
(Bulletins et mémoires de la Société de chirurgie
III 1879) relate un cas de déchirure de la poplitée
qui se produisit par un mécanisme particulier. Pendant les manœuvres de redressement qui ne durèrent
pas moins d'un quart d'heure, le tibia se brisa : son
fragment inférieur se luxa en arrière, comprimant
l'artère poplitée, qui finit par s'ulcérer. Ce fut six
jours seulement après l'opération que survint l'hémorrhagie. Le sang s'échappa au dehors par une fistule non encore cicatrisée, et le malade finit par suc-
comber. Ce cas n'appartient pas à la pratique de
M. Poinsot, mais à celle d'un autre chirurgien qu'il ne
désigne pas.

La gangrène du membre, la formation d'un ané-
vrysme diffus peuvent aussi être la conséquence de la
déchirure de la poplitée. D'autres fois les accidents

sont moins redoutables; l'hémostase se fait natu-
rellement; la pression que le sang épanché dans les
tissus exerce sur le vaisseau déchiré arrête l'hémorrhagie, et la circulation collatérale en s'établissant
prévient la gangrène par ischémie. C'est une guérison spontanée. Un auteur allemand, Holl, eut l'occasion de faire l'autopsie d'un individu chez lequel
huit ans auparavant on avait redressé de vive force
une ankylose du genou. L'opération avait été compliquée de la déchirure des vaisseaux et des nerfs de
la région poplitée. A l'examen cadavérique, Holl constata une oblitération complète de la moitié inférieure
de la poplitée qui allait se perdre en s'effilant dans
des masses fibreuses sans présenter aucune trace de
bifurcation. Les artères de la jambe n'étaient per-
méables qu'à partir du tiers moyen du membre et se
reliaient à la partie supérieure de la poplitée par des
rameaux volumineux que Holl regarde comme les
artères nourricières des nerfs considérablement élar-
gies. (Ramus nutricis nervi suralis, vas nervi peronei).

Au lieu de se déchirer, l'artère poplitée peut s'é-
trangler sur une bride fibreuse non rompue ou sur
l'extrémité supérieure du tibia lorsque cet os se luxe
en arrière, ce qui arrive assez fréquemment dans les
tentatives de redressement faites sans précautions ou
avec des appareils imparfaits. La gangrène est la
suite habituelle de cet arrêt de la circulatiou et entraîne avec elle la perte du membre, et quelquefois
la mort du malade. Louvrier, Tenner et quelques
autres chirurgiens ont eu à déplorer des accidents de
ce genre.

Les veines semblent résister au redressement mieux que les artères : nous ne connaissons pas de cas de déchirure de la veine poplitée, mais, par contre, l'inflammation de ce vaisseau n'est pas très rare, qu'elle soit primitive ou consécutive à la suppuration de la fosse poplitée. Le Professeur Hermann Friedberg, de Berlin, a publié deux cas de phlébite survenue à la suite du brisement forcé manuel. L'un des malades mourut, et à l'autopsie on constata une phlébite de la poplitée et des veines de la jambe. De plus les veines fémorale, iliaque externe, hypogastrique et iliaque primitive étaient remplies de caillots durs mais non adhérents aux parois veineuses. Chez l'autre la phlébite accompagna une déchirure du creux poplité, et fut suivie d'une gangrène localisée du dos du pied, mais la malade parvint à se rétablir. Dans les deux cas, l'artère resta parfaitement perméable, le pouls tibial fut toujours perceptible. Ces accidents nous semblent devoir être mis sur le compte du peu de ménagements qu'on apporta dans le redressement. Les tractions exercées sur la jambe furent violentes et prolongées ; elles amenèrent chez un des maladse une déchirure des téguments qu'un peu de surveillance aurait permis d'éviter.

Nous avons déjà parlé, au commencement de ce chapitre, d'une malade de Louvrier, chez laquelle l'extension brusque amena une rupture des cicatrices cutanées. A l'autopsie, on constata également une phlébite de la poplitée. Cette coïncidence de la phlébite et de la déchirure de la peau ou des cicatrices n'a rien qui doive nous étonner, l'inflammation

qui suit ce dernier accident pouvant se propager directement à la veine.

Lésions des nerfs. — Les nerfs sont quelquefois,
de même que les vaisseaux, englobés dans le tissu
cicatriciel et peuvent subir pendant le redressement
des lésions de compression ou de rupture. Lutens
observa, à la suite d'un redressement d'ankylose du
genou, une paralysie du sciatique poplité externe, qui
disparut au bout de trois mois. Dans le cas de Holl
dont nous avons déjà parlé, le nerf sciatique poplité
interne avait complétement disparu au sein des masses
fibreuses ou ossifiées du creux poplité, et le tibial postérieur dont on ne trouvait des vestiges qu'au tiers
moyen de la jambe était complétement dégénéré. Velpeau regardait ces lésions nerveuses comme rares,
l'extensibilité des nerfs les faisant échapper le plus
souvent à la rupture. Volkmann est du même avis ; il
regarde du reste les paralysies consécutives au redressement comme peu importantes, car elles guérissent
ordinairement d'elles-mêmes au bout de quelques
semaines.

Luxation du tibia en arrière. — Cet accident, par
la facilité avec laquelle il se produit lorsqu'on veut
étendre un genou ankylosé en flexion, a depuis longtemps déjà attiré l'attention des chirurgiens. Dès
1835, Mellet le signale comme le principal écueil du
redressement. Au congrès médical de Lyon (1864)
M. Delore dit « que lorsqu'une subluxation se pré-
pare sourdement par un travail pathologique, si le

chirurgien intervient, la luxation se fera entre ses mains ou après le redressement. » (*Examen critique des méthodes de traitement de l'ankylose*). M. Ollier, dans l'article *Ankylose* du dictionnaire de Dechambre, professe la même opinion : « Lorsque les os ont déjà subi un déplacement, et que, par la position où ils se trouvent, ils sont prédisposés à la luxation, rien ne produit cet accident comme un effort brusque et mal mesuré. » Billroth regarde la subluxation du tibia comme une conséquence presque fatale du redressement brusque

La fréquence de cet accident est donc bien établie ; cherchons à pénétrer son mécanisme.

Dans les mouvements normaux de flexion, le fémur glisse d'arrière en avant sur le plateau tibial. Le ligament latéral interne qui s'insère en haut au centre de figure du condyle fémoral, conserve à peu près la même tension. Le ligament latéral externe au contraire se relâche de plus en plus ; son insertion supérieure, qui se fait très en arrière, à l'union des 5/6 antérieurs et du 1/6 postérieur, se porte en avant pendant la flexion, et vient se placer dans le plan vertical qui passe par l'insertion inférieure. Qu'une phlegmasie survienne alors, ce ligament, couvert de produits inflammatoires, finira par se rétracter, et se fixera solidement dans sa position et ses dimensions nouvelles, rendant impossible tout mouvement d'extension. Sa rupture seule peut alors permettre le redressement ; s'il résiste, la luxation est presque fatale. Le tibia sur lequel agit l'opérateur se trouve transformé en un levier du premier genre ayant son point d'appui vers l'insertion inférieure du ligament latéral externe. La résistance est vers l'extrémité supérieure du tibia: elle est représentée par les ligaments croisés, la capsule et les brides fibreuses qui peuvent unir directement les surfaces articulaires. La puissance appliquée à l'extrémité du membre agit sur un bras de levier considérable, si on le compare au bras de levier de résistance. Aussi cette dernière est-elle facilement vaincue. L'extrémité supérieure du tibia devenant libre, peut basculer en arrière et perdre tout contact avec la face inférieure des condyles. Ce mouvement de bascule est souvent favorisé par la soudure de la rotule qui est ordinairement fixée à la partie antéro-inférieure du condyle externe, et qui s'oppose à la progression du tibia en avant.

Bien que nous ayons fait jouer au ligament latéral externe le rôle principal dans la luxation en arrière, nous sommes loin de méconnaître les autres causes données par les auteurs. Les adhérences fibreuses, les rétractions des tissus du creux poplité concourent au même but, et par le même mécanisme. Quant à l'action musculaire qui joue un si grand rôle dans les luxations spontanées, nous croyons que son importance est tout à fait secondaire dans le déplacement du tibia pendant le redressement. Les fléchisseurs, ainsi que le fait remarquer M. Delore, sont des muscles très longs, aussi peuvent-ils céder facilement de quelques centimètres, surtout si le malade est plongé dans le sommeil anesthésique.

La déformation, ou plutôt la destruction partielle des surfaces articulaires, que l'on observe si fréquemment, prédisposent d'une façon toute spéciale à la luxation. L'intervention du chirurgien n'est alors que la cause occasionnelle d'un accident préparé depuis longtemps par le processus pathologique.

L'étendue du déplacement peut être très variable. Souvent on n'a qu'un léger degré de subluxation, mais quelquefois aussi l'extrémité supérieure du tibia remonte à une certaine hauteur derrière le fémur. Les conséquences de cette luxation peuvent être graves, la compression ou la déchirure des vaisseaux et des nerfs poplités ont été souvent observées. La faiblesse, l'impotence du membre redressé sont inévitables, à moins qu'une soudure osseuse n'arrive à unir solidement les os déplacés. Enfin le tibia en se portant en arrière et en haut peut soulever les jumeaux et exercer par suite sur le tendon d'Achille une traction qui détermine la formation d'un pied bot équin.

Fractures. Les os cèdent souvent plus facilement que les ligaments ou les tissus fibreux rétractés. Sur 119 cas de redressement forcé, Nussbaum observa 32 fois l'infraction (fracture incomplète), des condyles du fémur, 7 fois la fracture du tibia près de son extrémité supérieure, 2 fois la luxation de cet os et une fois la déchirure des téguments du creux poplité. Les fractures comptent donc parmi les accidents les plus fréquents du redressement; du reste tout permet de supposer que beaucoup d'entre elles passent inaperçues, car, lorsqu'elles siègent près de l'interligne, elles peuvent en imposer pour un redressement dans l'article. Le fémur et le tibia sont le plus souvent intéressés. La rotule a cependant été quelquefois brisée, surtout dans l'arthroclasie par flexion forcée. Quant au péroné, son extrémité supérieure peut être arrachée pendant les tractions, mais cet accident est rare et nous n'en connaissons qu'un exemple qui appartient à la pratique du professeur Schuh de Vienne. Chez les enfants, on observe surtout des disjonctions épiphysaires qui, d'après M. Ollier, n'ont aucune gravité si les conditions générales et locales sont bonnes. Le pronostic des fractures est lui-même très bénin, lorsqu'elles sont complètement à l'abri du contact de l'air; elles deviennent au contraire le point de départ d'accidents formidables entraînant souvent la mort du malade lorsqu'elles communiquent avec l'extérieur par des trajets fistuleux, ou lorsque des tissus mortifiés, venant à s'éliminer, laissent à découvert le foyer de la fracture. La pathogénie de ces fractures est facile à comprendre.

L'état inflammatoire auquel a succédé l'ankylose détermine le plus souvent deux ordres de modifications très différentes : d'une part l'épaississement des ligaments et des tendons, la formation de brides fibreuses inextensibles, d'autre part la raréfaction et par suite la fragilité du tissu osseux. Il n'est donc pas étonnant de voir aussi fréquemment la résistance des tissus fibreux l'emporter sur celle de l'os qui cède alors aux efforts du chirurgien.

Les ruptures musculaires ou ligamenteuses sont quelquefois la conséquence forcée du redressement, et n'ont de gravité qu'autant qu'elles accompagnent une déchirure des téguments. Schuh parle de la rupture du ligament rotulien, c'est un accident rare et que l'on n'observe que dans le brisement par flexion forcée. Il n'en est pas de même de l'arrachement des ligaments croisés que Velpeau regarde comme inévitable et que l'on a constaté toutes les fois que l'on a pu faire l'autopsie du membre peu de temps après le redressement. Cet arrachement existait chez une opérée de Louvrier ; chez un malade de Bonnet qui mourut de catarrhe suffocant cinquante-cinq jours après l'opération ; chez un opéré de Tenner qui succomba à des accidents gangréneux, etc., etc. La fréquence de cette lésion n'a rien qui doive nous étonner. Dans la position de flexion et de rotation en dehors que prend ordinairement le membre malade les ligaments croisés se relâchent et tendent à devenir parallèles. Surpris par l'inflammation, ils se rétractent d'autant plus facilement que leur tension est moindre ; dès lors ils ne sauraient permettre l'extension sans se rompre, ou s'arracher de leurs insertions osseuses. Cet accident qui compromet le fonctionnement régulier de l'articulation, n'avait du reste de l'importance que lorsqu'on voulait rendre à tout prix les mouvements aux membres ankylosés.

On a souvent reproché au redressement de déterminer la formation d'abcès. C'est là un grief imaginaire, pour M. Delore. Souvent les abcès que l'on impute au redressement préexistent à l'opération mais sont méconnus. Souvent aussi ils se développent spontanément, comme ils l'auraient fait en l'absence de toute manœuvre. Pour notre part nous trou-

vons ces assertions un peu exagérées, nous croyons
au contraire que le redressement forcé peut favoriser
la suppuration, surtout lorsque le processus inflammatoire n'est pas complètement éteint au moment de
l'intervention.

Nous en avons fini avec l'exposé des accidents, auxquels ont donné lieu les procédés d'arthroclasie em-
ployés jusqu'à ce jour. Nous verrons bientôt qu'avec
l'appareil de M. Robin, la plupart d'entre eux, les
plus fréquents, peuvent être évités d'une façon certaine.

CHAPITRE IV

Description des appareils et manuel opératoire

1° Ostéoclaste.

Cet instrument ayant été inventé le premier, c'est par lui que nous croyons devoir commencer. Nous n'aurons plus tard que peu de chose à ajouter pour décrire l'arthroclaste.

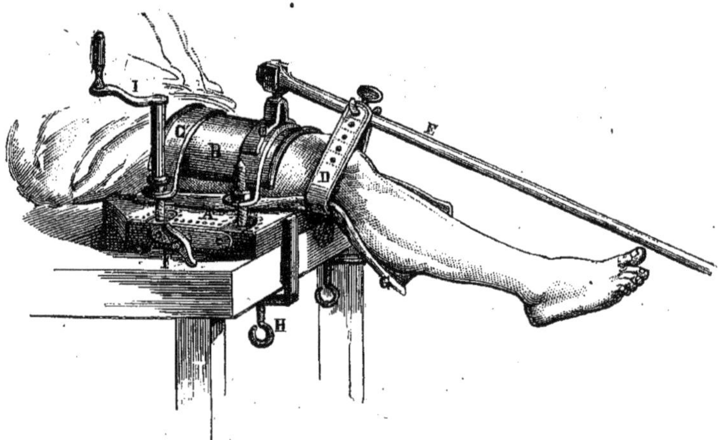

(Fig. 1)   Ostéoclaste de M. Robin

L'ostéoclaste (fig. 1), se compose d'une planche, d'une gouttière d'acier, de deux embrasses de même métal, d'un collier de cuir et d'un levier (1).

La planche A est destinée à supporter la cuisse : elle est fixée solidement par sa partie antérieure au bord de la table d'opération, au moyen de serre-joints. Son bord postérieur est échancré pour s'adapter à la fesse. De plus elle offre vers son quart postérieur une brisure courbe à concavité dirigée en arrière, et parallèle à l'échancrure que nous avons signalée. On a ainsi une planche de différentes longueurs : pour les cuisses courtes ou de moyenne grandeur, on rabat en dessous la partie brisée, ce qui diminue d'autant les dimensions de l'appareil.

La planche doit être placée sur la table d'opération, dans une position inclinée d'arrière en avant et de haut en bas, ce que l'on obtient en soulevant sa partie postérieure avec un petit billot de bois, un paquet de linge ou tout autre objet : si l'on opère sur une cuisse courte, il suffit de rabattre au-dessous la partie brisée pour obtenir une inclinaison suffisante. Cette disposition de la planche est nécessaire pour que le fémur repose dans toute sa longueur. Autrement il se produirait, au moment de l'opération, un mouvement de rotation de la cuisse en dehors, ce qui donnerait lieu à une fracture oblique que nous tenons à éviter.

On place sur cette planche une lame de cuir G qui déborde en avant et en arrière, et qui est destinée

(1) Nous avons fait pour cette description de très larges emprunts à la thèse de M. Robin.

d'une part à adoucir les angles de la partie brisée, d'autre part à servir de point d'appui au collier : on évite ainsi les tiraillements et les éraillures de la peau. Il est inutile de fixer cette lame de cuir à la planche ; il est même préférable qu'elle soit libre, car elle peut alors beaucoup mieux suivre les mouvements du collier.

La gouttière d'acier B, en forme de tuile, est destinée à embrasser la partie antérieure de la cuisse. Sa face interne est doublée d'une lame de cuir. — Plus large en arrière qu'en avant pour mieux s'adapter à la forme des membres, cette gouttière ne doit pas être trop incurvée, ce qui nuirait à l'expansion des parties molles et emprisonnerait trop strictement le membre.

Les deux embrasses d'acier C et C' servent à fixer la gouttière et par suite à immobiliser la cuisse : elles sont reliées à la planche par quatre écrous que l'on peut serrer rapidement à l'aide d'une manivelle creuse I. L'embrasse antérieure est surmontée d'une fourchette métallique J, sur laquelle le levier vient prendre son point d'appui.

Grâce à un mécanisme d'échappement très ingénieux inventé par M. Robin, le membre peut être libéré en un instant sans qu'il soit nécessaire de desserrer successivement chaque écrou ; il suffit pour cela de tourner une vis F placée sur le bord de la planche.

Nous en avons fini avec l'appareil de fixation, l'appareil de redressement se compose d'un collier de cuir et d'un levier

Le collier D devait joindre une grande souplesse à une grande solidité. M. Robin a réalisé ces deux conditions de la façon suivante : le collier se compose de trois lames de cuir superposées, larges d'environ trois travers de doigt, réunies vers leurs extrémités, libres dans tout le reste de leur étendue. La lame externe est un peu plus longue que les deux autres, la lame interne est la plus petite ; cette disposition était nécessaire pour assurer le contact intime et par suite l'action simultanée des trois lames, car lorsque le collier embrasse le membre, la lame externe décrit une circonférence plus étendue que les deux autres. Chaque extrémité du collier est percée de trois ou quatre trous garnis d'œillets de cuivre, et échelonnés sur une seule ligne à quelque distance l'un de l'autre. Ces trous servent à recevoir les crochets dont est muni le curseur du levier ; grâce à leur nombre il est facile de modifier la longueur du collier, pour l'adapter au volume variable des cuisses sur lesquelles on est appelé à opérer.

Le levier E est une barre d'acier longue de 1 mètre. A l'une des extrémités, son bord inférieur est creusé d'une échancrure destinée à embrasser la fourchette dont nous avons parlé et qui sert de point d'appui. Un curseur métallique, mobile le long du levier, est muni sur chacune de ses faces latérales d'un crochet auquel vient s'adapter l'extrémité correspondante du collier. Enfin une vis qui traverse la partie supérieure du curseur, permet de le fixer solidement en un point quelconque du levier.

Manuel opératoire. La cuisse étant placée sur la planche, couverte de la gouttière et des colliers d'acier qui la maintiennent, il importe de serrer vigoureusement et également chaque vis, si l'on veut obtenir un résultat précis, mathématique. Cette pression semble au premier abord dangereuse, et cependant nous n'avons jamais vu survenir un seul accident par son fait. Lorsqu'on serre fortement l'appareil, la cuisse est aplatie, la masse des parties molles reflue de chaque côté, entraînant le nerf sciatique et l'artère qui se portent en dedans. Il n'y a pas de compression vasculaire ainsi que M. Robin l'a prouvé d'une manière irréfutable. Il applique son appareil sur la cuisse d'un cadavre, et serre à fond tous les écrous. Découvrant alors l'artère fémorale vers le triangle de Scarpa, il pousse dans ce vaisseau une injection liquide qu'il voit ressortir par les artères de la jambe.

Le collier embrasse la face postérieure du membre dont il est séparé par la lame de cuir. Il doit toujours être le plus court possible. Le curseur est ramené très près du point d'appui du levier. L'appareil étant ainsi disposé, pour produire la fracture il faut, pendant qu'un aide soutient simplement la jambe, soulever le levier avec force, mais d'une façon continue et sans secousses. Un craquement sec annonce bientôt que la fracture s'est produite, il n'y a plus qu'à dégager rapidement la cuisse, au moyen de la vis d'échappement.

Le premier choc imprimé au levier détermine toujours une simple fêlure postérieure, transversale, et il est possible de produire à volonté une fracture complète ou incomplète. Nous ne voulons pas reproduire ici toutes les expériences de M. Robin, nous nous contenterons d'en donner les résultats. Jusqu'à 45 ou 5o ans, la fracture est toujours sous-périostée, très nette, et sans la moindre esquille. A partir de cet âge, on peut très rarement obtenir de fracture incomplète ; la chose est du reste peu importante pour ce qui nous regarde. Il est permis de déterminer d'avance le point précis où l'os va se rompre. « On peut comparer mon appareil, dit M. Robin, (Thèse de Doctorat p. 4o), à un étau, et l'os fracturé à un bâton serré dans cet étau. Si l'on dévie fortement le bâton, il se brise toujours nettement près de l'étau, là où il est serré, d'autant plus sûrement à ce point que la partie libre du bâton est plus courte et mieux maintenue. Il en est de même de notre ostéoclaste : gouttière et colliers d'acier fixent complètement le fémur ; il est impossible que l'os se brise dans cette partie aussi rigoureusement maintenue ; le collier de cuir pouvant se placer aussi près de la gouttière qu'on le veut et maintenant la partie de l'os sur laquelle il agit, l'os ne peut évidemment se fracturer que dans la partie située entre le collier redresseur et la gouttière : il se brise toujours au niveau de la première embrasse d'acier. » Il est donc permis de disposer l'appareil de façon à obtenir une fracture en un point déterminé.

On peut fracturer le fémur très près de l'articulation, car un point d'appui de quelques centimètres sur l'extrémité de l'os à briser est suffisant. Dans ses

expériences cadavériques, M. Robin a produit très
souvent des fractures juxta-articulaires après avoir
désarticulé le genou, c'est-à-dire en ne conservant
pour point d'appui du collier qu'une très petite
étendue des condyles. Il sera donc possible dans les
cas d'ankylose osseuse de briser le fémur à peu de
distance de l'article, ce qui est un avantage im-
mense car l'ostéoclasie faite trop haut entraîne une
déformation trop apparente. Pratiquée au-dessus des
condyles, elle n'augmente pas la difformité antérieure.

Soins consécutifs. — Le fémur étant fracturé,
on peut redresser le membre immédiatement ainsi
que l'a fait M. Ollier, et l'immobiliser dans un appareil plâtré ou silicaté. Mais ce redressement immédiat peut entraîner un certain degré de décollement
périostal et quelquefois la mobilisation de la fracture. Ne vaudrait-il pas mieux procéder comme
M. Mollière le fait pour le genu valgum, et ne redresser que huit ou dix jours après l'opération, c'est-
à-dire lorsque le cal est déjà solide, mais encore
malléable. Les faits cliniques nous manquent encore
pour ce qui concerne l'ostéoclasie appliquée à l'ankylose, mais si nous nous reportons à l'ostéoclasie
faite pour le redressement du genu valgum, nous
voyons que les effets du redressement consécutif ont
été de supprimer toute réaction locale, d'éviter le
chevauchement, et de ne laisser après la consolidation qu'un cal peu volumineux échappant souvent à
l'exploration la plus attentive. Voici donc la pratique

que nous conseillons d'adopter : Avant l'opération, on moule sur le membre à redresser une gouttière de plâtre que l'on fait sécher et durcir. L'ostéoclasie faite, on met le membre dans cette gouttière, sans lutter contre la déformation, et ce n'est qu'au bout de 8 ou 10 jours qu'on effectue le redressement définitif.

Dans l'observation que nous tenons de l'obligeance de M. Ollier et que nous publions ci-après, l'ostéoclasie n'a pas été pratiquée avec l'appareil de M. Robin qui n'était pas inventé à cette époque. Les pièces de fixation du membre étaient à peu près les mêmes, mais le redressement fut fait avec les mains. Jusqu'ici l'ostéoclaste que nous venons de décrire n'a fait ses preuves que dans le genu valgum, carles ankyloses osseuses qui sont plus spécialement justiciables de l'ostéoclasie, sont rares dans les services hospitaliers. Néanmoins, en présence du résultat obtenu par M. Ollier, de la précision mathématique avec laquelle on peut maintenant fracturer le fémur sans aucun accident, nous croyons pouvoir affirmer que l'ostéoclasie fémorale est destinée à remplacer dans bien des cas la résection, plus dangereuse et qui nécessite un traitement beaucoup plus prolongé.

OBSERVATION I

(Communiquée par M. Ollier)

Pierre Badel, 39 ans, né à St-Marcel (Ardèche), exerçant la profession de tailleur de pierre, entre le 28 octobre 1878 à l'Hôtel-Dieu de Lyon, dans le service de M. Ollier, pour se faire traiter d'une ankylose à angle droit du genou gauche.

Pas d'antécédents pathologiques.

Au mois de janvier 1878, cet homme reçut dans le genou gauche un coup de fusil chargé à plomb et tiré à bout portant. La charge ayant fait balle pénétra à la partie antérieure et externe du genou, ouvrant l'articulation et enlevant une partie du condyle externe. Le blessé, immédiatement après l'accident, put extraire lui-même deux esquilles osseuses |peu adhérentes. Admis d'urgence à l'hôpital d'Annonay, il subit un premier pansement, mais on négligea d'immobiliser le membre. Quatre à cinq jours après apparaissaient les symptômes d'une vive inflammation : tuméfaction énorme du genou, douleurs très vives, fièvre intense, délire ayant le caractère du délire alcoolique. Bientôt le genou se fléchit à angle droit. Au bout de huit ou dix jours les phénomènes inflammatoires commencèrent à s'amender : trois mois après l'accident, un séquestre se détacha du condyle externe et fut bientôt suivi de l'élimination de deux ou trois autres esquilles beaucoup plus petites, puis survinrent plusieurs abcès dus probablement à d'autres séquestres, et qui s'ouvrirent autour de l'article, surtout de chaque côté du ligament rotulien. Les accidents ne cessèrent qu'au bout de cinq mois, et quelque temps après la cicatrisation était presque com-

plète : il ne restait qu'un petit trajet fistuleux vers la partie externe du genou.

A son entrée à l'hôpital le malade se trouve dans l'état suivant : Le genou est fléchi à angle droit ; sa face externe est
occupée par une cicatrice très étendue, adhérente aux parties
profondes. Un peu en dehors du tendon du droit antérieur,
immédiatement au-dessus du bord supérieur de la rotule se
trouve un trajet fistuleux qui admet à peine un stylet ordinaire et
qui conduit jusque dans le condyle. Cette fistule ne donne pas-
sage qu'à une très petite quantité de pus. Il est absolument impossible de faire exécuter le moindre mouvement à l'article : la
rotule est complètement soudée ; le tibia s'étant un peu porté
en dehors, le condyle interne est légèrement proéminent. Pas
de subluxation en arrière. Les téguments du creux poplité sont
intacts ; les muscles de la jambe et de la cuisse n'ont subi
qu'une atrophie peu marquée. L'état général du malade est bon.

Peu de jours après son entrée à l'hôpital le malade est anesthésié, mais, malgré une résolution musculaire complète, il
est impossible de déterminer le moindre mouvement dans l'article. Il est ensuite gardé en observation jusqu'au mois de juillet 1879. La fistule finit par s'oblitérer complètement.

M. Ollier se décide à fracturer le fémur, et à corriger la déformation angulaire du genou, en établissant sur la cuisse une
déformation en sens inverse. Le 16 juillet, le malade est de
nouveau anesthésié : sa cuisse est fixée au bord de la table
d'opération au moyen d'un demi-cylindre de tôle faisant embrasse et se rapprochant le plus possible de la rotule. Saisissant
le membre à son extrémité inférieure, M. Ollier essaie alors de
le redresser en procédant par secousses brusques. Au bout de
quatre ou cinq secousses, un craquement indique que le but
est atteint. La fracture s'est produite à *10 centimètres* environ
au-dessus de l'interligne. Le membre est alors ramené dans la
rectitude et immobilisé par un bandage plâtré.

17 juillet. — Les douleurs sont très supportables, on ne constate qu'une tuméfaction peu considérable au niveau de la fracture.

18 juillet. — Le malade, toujours immobilisé dans son bandage plâtré, est placé dans une grande gouttière pour faciliter les manœuvres de l'infirmier.

19 juillet. — Pas de douleurs; la tuméfaction est toujours peu étendue.

13 août. — Le malade est toujours dans son appareil plâtré et dans sa gouttière. Rien à noter pendant le mois qui vient de s'écouler, si ce n'est que le cal a diminué graduellement, de sorte qu'on ne le sent presque plus.

On enlève le bandage plâtré. Le cal est peu résistant ; on le sent céder sous la main. Le malade est placé dans une grande gouttière ; pendant quelques jours, il souffre un peu au niveau de sa fracture, mais il n'y a pas de réaction fébrile importante.

20 août. — Application d'un bandage silicaté.

19 novembre. — Le malade est envoyé à Longchêne avec son bandage.

12 janvier 1880. — Il rentre à l'Hôtel-Dieu. Le cal est solide, mais la marche est difficile, car le pied porte seulement par sa partie antérieure ; le talon n'appuie pas sur le sol. Aussi le malade se fatigue-t-il rapidement et ne peut-il marcher qu'appuyé sur une forte canne. M. Ollier lui propose alors la section du tendon d'Achille qu'il accepte ; la ténotomie est pratiquée le 3 mars, il est alors facile de redresser le pied. Bandage silicaté.

6 avril. — Section du bandage. Le pied est toujours en bonne position.

15 avril. — La marche est devenue plus facile, néanmoins le malade est toujours obligé de se servir d'une canne : il ne peut descendre un escalier qu'en posant successivement ses pieds sur la même marche.

22 avril. — Sortie. C'est à peine si on peut sentir le cal. A trois travers de doigt au-dessus de la rotule, on remarque une dépression cutanée correspondant à l'angle ouvert en avant formé par les deux fragments du fémur. Le raccourcissement apparent est à peine de *un centimètre*. Le raccourcissement réel est compensé par un abaissement du bassin.

Le malade a été revu depuis, il marche facilement et sans fatigue, et a pu reprendre son métier de tailleur de pierres.

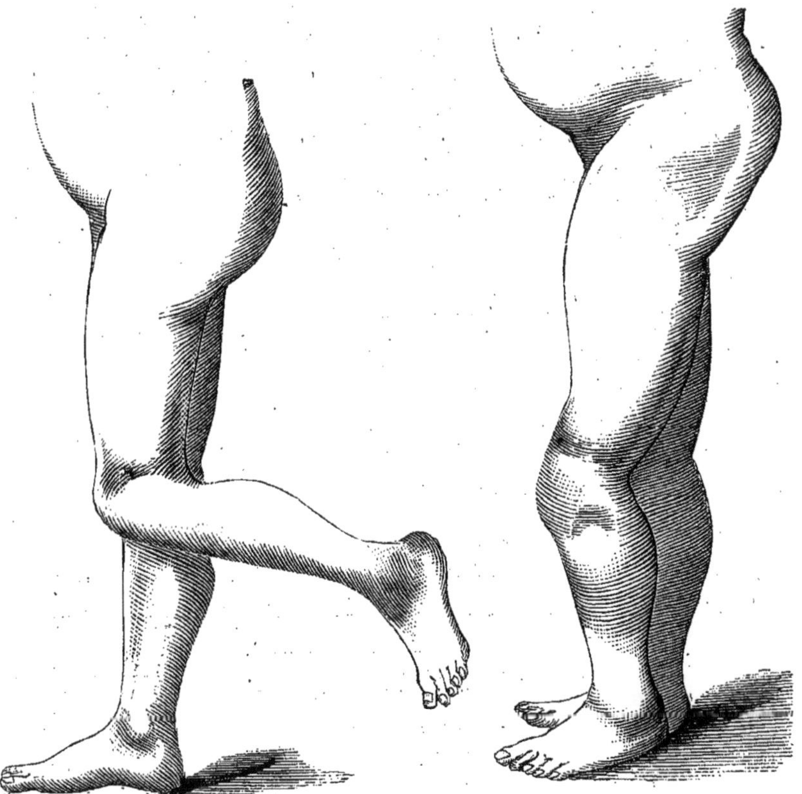

(Fig. 2.) Ankylose osseuse redressee par ostéoclasie.

2° ARTHROCLASTE

La planche, les deux embrasses d'acier, le collier de cuir sont les mêmes que dans l'ostéoclaste : la gouttière et le point d'application du levier ont seuls changé. Nous avons vu qu'avec l'appareil précédent, la rupture de l'os se fait vers l'embrasse antérieure ou plus exactement au niveau du point d'appui du levier. Or, nous voulons briser dans l'article : il sera donc nécessaire que l'embrasse antérieure se trouve sur l'interligne, condition impossible à réaliser avec l'ostéoclaste, car la planche de soutien est arrêtée en avant par la rencontre de la jambe fléchie. Pour remédier à cet inconvénient il fallait arriver à reporter en avant le point d'appui du levier, tout en lui conservant sa solidarité avec les autres pièces de l'appareil de fixation. M. Robin a résolu ce problème de la façon suivante :

La gouttière (fig. 3) dont il se sert est beaucoup plus grande, car elle doit déborder en avant la planche de soutien, atteindre et même dépasser légèrement l'interligne. Sa face externe est munie en avant d'une petite plaque d'acier M antéro-postérieure, percée de trous borgnes échelonnés de distance en distance et destinés à recevoir l'extrémité inférieure de la fourchette métallique K. Cette dernière n'est plus verticale mais oblique d'avant en arrière et de haut en bas; elle ne surmonte plus l'embrasse antérieure, mais elle se trouve beaucoup plus en avant, à l'extrémité d'une tige métallique L qui la fixe à cette embrasse. Son extrémité inférieure répond aux trous que nous avons signalés sur la face externe de la gouttière.

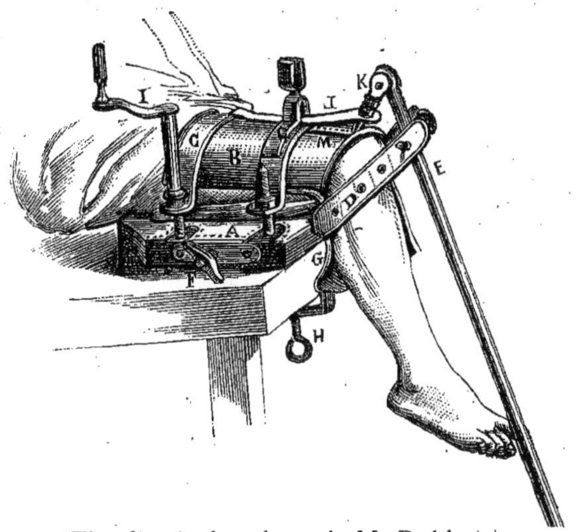

(Fig. 3) Arthroclaste de M. Robin (1).

Il importe que l'appareil de fixation s'applique d'une manière exacte sur la cuisse et le genou anky-losé. Comme la forme de ce dernier varie d'un sujet à l'autre, il sera indispensable de garnir de gutta-percha la face interne de la gouttière et de prendre chaque fois le moule du membre sur lequel on opère. C'est le meilleur moyen de prévenir les contusions, les escliares qui surviendraient infail-liblement si la pression ne s'exerçait que sur les points saillants.

(1) Cet appareil, ainsi que l'ostéoclaste, a été construit chez M. Cuzin, mécanicien orthopédiste à Lyon.

Ceci dit, on procède au redressement de la façon suivante :

Le malade étant anesthésié, on place sa cuisse sur la planche de soutien disposée comme nous l'avons dit à propos de l'ostéoclasie, et on la recouvre de la gouttière qui doit à peine dépasser l'interligne. L'extrémité inférieure de la fourchette est engagée dans un des trous de la face supérieure de cette gouttière, juste au niveau du point où l'on veut rompre. Enfin la lame métallique qui supporte cette fourchette est fixée à l'embrasse antérieure par une vis de pression. Le collier est placé sur les condyles du tibia et embrasse la lame de cuir qui protège les téguments. Sa direction doit toujours être perpendiculaire au grand axe du tibia, ce que l'on obtient facilement en rapprochant plus ou moins le curseur du point d'appui du levier.

Tout étant ainsi disposé, l'opérateur saisissant l'extrémité libre du levier, la soulève progressivement en imprimant de petites secousses, et en surveillant attentivement la tension des parties molles. Il est bon du reste de s'arrêter de temps à autre pour se rendre un compte exact de l'état du creux poplité. Un craquement sec, ou plus rarement une simple crépitation annonce que les adhérences sont rompues : le membre a alors repris sa rectitude.

Le redressement peut se faire en une seule séance. Dans certains cas cependant il est bon de pratiquer le redressement successif. Nous reviendrons sur ce sujet à propos des indications. Quoiqu'il en soit, l'opération terminée, on dégage rapidement le membre, et on l'immobilise dans un appareil plâtré, pendant que des aides pratiquent l'extension sur la jambe, la contre-extension sur la cuisse afin de ne rien perdre de ce qui a été gagné.

Lorsque la flexion s'accompagne d'une luxation du tibia en arrière, il est bon de modifier un peu le manuel opératoire. Pendant que l'opérateur soulève le levier, un aide, saisissant la jambe près de son extrémité inférieure, l'attire en bas, sans qu'il soit nécessaire de déployer une grande force. Cette manœuvre a pour conséquence de faire basculer en avant l'extrémité supérieure du tibia, qui se trouve alors transformé en un levier du premier genre ayant son point d'appui sur le collier redresseur. C'est par ce procédé qu'il a été possible de réduire une luxation du tibia, chez le malade qui fait le sujet de notre deuxième observation.

Que l'on brise dans l'articulation ou que l'on fracture le fémur, est-il nécessaire d'obtenir une rectitude complète? Nous ne le croyons pas ; nous pensons même qu'il est préférable de laisser subsister une légère flexion : on rend ainsi la marche plus facile. Déjà, en 1841, Platt-Burr, de Cheneyville, qui pratiquait l'opération de Rhea Barton, s'abstenait volontairement de redresser complètement le membre : il empêchait ainsi le talon de venir à chaque pas heurter le moindre obstacle, la moindre inégalité du sol. Un de nos malades (observation I), dont le membre se trouvait, après l'arthroclasie, dans une position rectiligne absolue, ne marchait qu'avec peine, et en fauchant. Un léger degré de flexion s'étant produit spontanément eut pour résultat immédiat de rendre la marche beaucoup moins pénible.

Il est difficile de préciser au juste la durée de l'immobilisation, tout dépend de la forme de l'ankylose, de la cause qui lui a donné naissance, et surtout de la tendance que le membre peut avoir à se fléchir de nouveau. Lorsque les surfaces articulaires sont déformées, que le tibia menace de se luxer en arrière, que les tendons fléchisseurs fortement tendus font redouter cet accident ou tout au moins le retour à la flexion, il importe de laisser longtemps le membre dans un appareil inamovible et plus tard de faire porter au malade un tuteur qui maintienne parfaitement la rectitude. Si l'on espérait le retour des mouvements, l'immobilisation devrait être moins prolongée; aux bandages plâtrés ou silicatés devraient succéder bientôt les appareils à extension lente, et à mobilisation de Bonnet. Mais il ne faut pas trop compter sur le retour des mouvements et ne pas considérer comme des insuccès les cas où la rupture des adhérences n'a donné comme résultat définitif qu'une ankylose en ligne droite. C'est pourtant un des graves reproches que l'on adressait à Louvrier : aujourd'hui nous sommes moins ambitieux, et nous nous contentons parfaitement de la rectitude du membre, quelque immobile que soit l'articulation.

Les cas où la mobilisation ultérieure peut être espérée sont assez rares, pour que Malgaigne et Voillemier aient regardé comme toujours impossible le retour de la mobilité après le redressement des ankyloses. Cependant il ne faut pas être trop absolu ; chez

les sujets jeunes, lorsque les adhérences sont surve-
nues à la suite d'arthrites non suppurées, rhumatis-
males ou traumatiques, qu'elles ne sont ni trop fortes,
ni trop anciennes ; lorsque le squelette n'est pas in-
teressé, que le creux poplité a conservé sa souplesse,
on peut espérer le retour des mouvements. Mais
nous croyons au contraire, avec M. Delore, qu'il est
bon de s'abstenir de tout essai de mobilisation,
lorsque le malade est âgé, que l'ankylose est très
ancienne, qu'elle a succédé à une carie des extrémités ou qu'elle s'accompagne de désordres profonds
du côté des parties molles. Bonnet lui-même, malgré
la confiance qu'il avait dans ses appareils de mobilisation, écrit dans son mémoire de 1850, p. 20. « Les
désordres des surfaces articulaires étant toujours
trop grands pour permettre le rétablissement des
fonctions, je pense aujourd'hui qu'il est inutile d'insister sur les mouvements actifs à moins que les extrémités articulaires aient conservé leur forme ».

La mobilisation n'a été tentée chez aucun des malades dont nous publions les observations, une ankylose rectiligne était tout ce qu'on pouvait espérer.

OBSERVATION I

Claude Lathuillière, né à Conflans (Saône-et-Loire), 15 ans,
entre dans le service de M. Daniel Mollière, chirurgien-major
de l'Hôtel-Dieu, le 13 avril 1882.

Aucun antécédent héréditaire ou morbide. Vers l'âge de

9 ans, en pleine santé, il fut réveillé une nuit par une douleur intense au niveau du genou droit, mais plus exactement au-dessus de l'articulation. Bientôt survint du gonflement, puis de la suppuration, et deux fistules s'établirent trois semaines après le début des accidents. Enfin les phénomènes inflammatoires finirent par s'amender, les fistules se cicatrisèrent, mais la jambe se fléchit progressivement, et cette flexion a persisté depuis lors.

Etat actuel. La jambe forme avec la cuisse un angle droit. Quelque force que l'on déploie, il est impossible d'obtenir aucun mouvement dans la jointure. Cette immobilité est telle, que l'on est au premier abord, tout disposé à croire à une ankylose osseuse, mais les formes des extrémités articulaires sont à peu près conservées, le fémur est seulement un peu élargi dans son axe transversal. La rotule est complétement immobile ; elle s'est légèrement portée en dehors. La jambe n'est pas atrophiée, les muscles et les tendons du creux poplité sont assez fortement rétractés. La peau de cette région est un peu moins souple, mais n'adhère pas d'une façon intime aux parties profondes. Un peu au-dessus des condyles du fémur, on trouve en dedans et en dehors, les cicatrices qui ont succédé aux fistules. Les douleurs ont complétement cessé ; l'état général est excellent.

9 mai 1882. Le malade est anesthésié ; malgré une résolution musculaire complète, il est impossible d'imprimer le moindre mouvement à l'article. Redressement avec l'arthroclaste. On procède par secousses, en agissant d'abord vigoureusement, puis en relâchant un peu la pression. La force déployée est considérable. On entend bientôt une série de petits craquements, une sorte de crépitation que l'on peut comparer au bruit que l'on produit en déchirant une pièce d'étoffe. A chaque secousse on surveille attentivement la peau et les parties molles. Le membre est ramené en rectitude complète, on enlève alors

rapidement l'appareil. Aucune lésion des téguments, pas de subluxation du tibia. La rotule, intacte, a été mobilisée et refoulée en haut. Immobilisation dans un bandage plâtré.

9 mai, soir. Le malade souffre à peine au niveau du genou ; il se plaint d'une légère douleur à la cheville. Température normale.

10 mai. Pas de douleur locale ; un peu de tuméfaction du genou. Légère cyanose des orteils qui reprennent leur coloration habituelle dès que l'on a desserré légèrement l'appareil.

17 mai. On enlève le bandage plâtré, et on place simplement le membre dans une gouttière de Bonnet.

7 juin. On cesse l'immobilisation. Le membre est tout-à-fait droit, on peut lui imprimer quelques mouvements, mais dans l'étendue de 15° à peine ; à dater de ce jour le malade se lève. Peu de temps après, il se rend sans appui à la Société des sciences médicales où il est présenté par M. Robin.

27 juin. Sortie.

7 septembre. Le malade rentre à l'hôpital, effrayé par un léger mouvement de flexion qu'aurait subi son membre inférieur. Depuis son départ il a pu marcher sans canne, aussi facilement qu'on peut le faire avec un membre ankylosé. Au début, néanmoins, « il accrochait » le sol avec la pointe du pied. Depuis qu'une légère flexion s'est produite la marche est beaucoup plus facile.

Actuellement l'ankylose est complète. Pas de mouvement possible. La jambe n'est fléchie que de 15 degrés sur la cuisse. La claudication est à peine marquée.

Le malade est tenu en observation pendant trois semaines environ, la flexion reste absolument la même. Il demande alors sa sortie.

Par surcroît de précaution, on applique, avant son départ, un bandage silicaté qu'on lui recommande de garder pendant deux mois.

Cette observation est bien faite pour prouver la puissance et la précision de l'arthroclaste. La force déployée, pour redresser cette ankylose, a été considérable et bien supérieure à celle que nécessite la fracture du fémur. Nous pouvons dire hardiment que le redressement manuel aurait été tout à fait impuissant, et qu'avec un appareil moins précis on aurait plutôt rompu le fémur ou le tibia, que les adhérences intra-articulaires.

OBSERVATION II

Bagnier Joseph, 62 ans, entré à l'Hôtel-Dieu, le 1er juillet 1882, salle St-Louis, n° 2, service de M. Daniel Mollière.

Cet homme n'a jamais fait de maladie sérieuse, et malgré sa profession pénible de journalier, il a vécu dans des conditions hygiéniques relativement satisfaisantes. Il y a quatre ans, il ressentit brusquement dans le genou gauche une douleur assez vive; mais en l'absence de toute réaction inflammatoire locale ou générale, il put continuer à travailler. Cette douleur persista pendant quatre ou cinq mois, s'accompagnant d'une raideur articulaire assez marquée, mais les mouvements du genou, quoique gênés, conservèrent toute leur étendue.

Au mois de novembre 1881, le genou gauche devint de nouveau douloureux, sans cause appréciable ; cette fois il se tuméfia et bientôt la jambe se fléchit graduellement sur la cuisse. Six vésicatoires appliqués successivement eurent raison de l'état inflammatoire, mais la flexion ne fit que s'accroître, rendant la marche tout-à-fait impossible.

Etat actuel : La jambe forme avec la cuisse un angle de 70°
au-delà duquel l'extension est impossible : il est encore permis
de faire exécuter quelques légers mouvements de flexion. Le
genou est déformé, plus volumineux ; ses dimensions l'empor-
tent sur celui du côté sain, de un centimètre dans le sens transversal, de deux dans le sens antéro-postérieur. Le tibia est
luxé en arrière, mais sans remonter bien haut derrière le fémur, dont les condyles forment une saillie très prononcée en
avant. La rotule est complètement immobile, elle répond au
condyle externe, et se trouve assez aplatie pour qu'il soit
difficile de déterminer nettement ses contours. Les téguments
ne présentent pas de cicatrices, mais ils ont perdu leur souplesse. Les tendons fléchisseurs sont rétractés. Le creux poplité
est conservé : la palpation n'y fait pas découvrir de masses fibreuses. Les symptômes inflammatoires semblent avoir disparu. Pas
de tuméfaction. Pas de douleurs spontanées. Les mouvements
communiqués déterminent quelques souffrances qui cessent
en même temps que les manœuvres. Le membre inférieur est
un peu diminué de volume mais sans atrophie bien marquée.
Etat général satisfaisant.

Le malade, tenu en expectation pendant trois semaines, est
envoyé au bain tous les deux jours : puis, sur sa demande, on
se décide à pratiquer le redressement.

25 juillet. Arthroclasie. Le redressement se fait assez facilement. De crainte de rendre plus complète la luxation en arrière,
on s'arrête lorsque l'angle de flexion n'est plus que de 110°. Aucune manœuvre n'est tentée pour réduire la luxation. Immobilisation dans un appareil plâtré.

26 juillet. Quelques douleurs dans le genou, qui n'est cependant le siège d'aucune tuméfaction. Pas de réaction fébrile, température normale.

26 au 30 juillet. Persistance des douleurs qui sont cepen-
pendant très tolérables.

5 août. Le malade ne souffre plus.

15 août. Il demande avec insistance qu'on lui enlève son bandage dans lequel il a peur « que sa jambe pourrisse. »

16 août. Le malade a lui-même brisé son appareil pendant la nuit. — On ne trouve aucune lésion du côté des téguments. Les mouvements de l'articulation sont beaucoup plus étendus, mais un peu douloureux.

23 août. Aucun nouveau bandage n'ayant été appliqué, sur le refus du malade, le membre a repris sa position première et s'est de nouveau fléchi à 70° sur la cuisse, mais les mouvements d'extension sont beaucoup plus faciles. Effrayé par ce retour de la flexion, le malade consent à un nouveau redressement qui est pratiqué le jour même ; on se contente de regagner ce qui avait été perdu, et d'immobiliser le membre dans une gouttière.

12 septembre. M. Mollière, en l'absence de tout phénomène inflammatoire, se décide à pratiquer le redressement complet. L'opération est conduite avec beaucoup de prudence pour éviter toute déchirure du creux poplité qui n'a pas la souplesse désirable ; aussi s'arrête-t-on plusieurs fois pour bien apprécier le degré de tension des parties molles. En outre, sur les conseils de M. Robin, un aide saisissant l'extrémité inférieure de la jambe, l'attire en arrière pour faire basculer en avant l'extrémité supérieure du tibia à laquelle le collier redresseur fournit un point d'appui solide. M. Robin continue à soulever le levier. Bientôt on entend un petit craquement, et le membre prend une position rectiligne à peu près parfaite, car c'est à peine s'il subsiste une flexion de 10°.

L'appareil étant rapidement enlevé, on peut constater que la luxation est réduite et que les parties molles sont parfaitement intactes. La persistance du pouls tibial indique que les vaisseaux ne sont pas comprimés. Pendant que des aides maintiennent solidement le membre dans sa nouvelle position, on applique un bandage silicaté, puis on place le malade dans une grande gouttière. Pour éviter tout retour de la déformation pendant que le bandage se consolide, on exerce au moyen de bandes de caoutchouc une pression sur les condyles du fémur, et une traction sur l'extrémité supérieure du tibia. On évite ainsi la reproduction de la luxation. Une troisième bande de caoutchouc appliquée au niveau du pied sert à maintenir l'extension.

12 septembre : soir. Un peu d'agitation et de fièvre. T. 38. 8. Légère douleur au niveau du genou.

13 septembre. Le malade ne souffre plus, la température est redevenue normale. Les orteils ont conservé leur sensibilité et leur coloration habituelle.

Du 13 au 30. Rien à signaler.

30 septembre. On autorise le malade à se lever avec son bandage ; il se promène avec des béquilles et peut se soutenir sur son membre malade.

2 novembre. On fend le bandage silicaté. Intégrité parfaite des téguments. Pas de douleurs articulaires. On évite du reste d'imprimer des mouvements, car une ankylose rectiligne est le seul résultat que l'on cherche à obtenir.

5 novembre. Le malade reçoit la visite de son fils et se fait emmener sans en demander l'autorisation.

Nous ne voulons pas donner cette observation comme un cas de guérison définitive, car nous ignorons ce qui a pu survenir depuis que cet homme est sorti de l'hôpital. Elle prouve cependant qu'avec l'appareil de M. Robin et en prenant toutes les précautions nécessaires, il est permis de redresser sans accident des ankyloses qu'il y a peu de temps encore on aurait regardées comme non justiciables du redressement. Dans le cas que nous venons de relater, le peu de souplesse des téguments, le degré de flexion, et

. surtout la luxation du tibia en arrière constituaient
des conditions trop défavorables pour qu'on put espérer le redressement à l'aide des mains seules ou
de machines moins parfaites que l'arthroclaste de
M. Robin.

OBSERVATION III

Mondon (Benoît) , 41 ans , coquetier, entre à l'Hôtel-Dieu ,
salle St-Louis, service de M. D. Mollière, le 7 octobre 1882.

Pas de maladies antérieures. Quelques habitudes alcooliques.

Il y a deux ans , chute d'une hauteur de deux mètres, fracture esquilleuse de la jambe droite , compliquée d'une large
plaie. — Hémorrhagie très abondante. Un médecin arrête le
sang par compression directe — enlève quelques esquilles et
immobilise le membre dans une gouttière. Quelques jours
après élimination de quelques fragments osseux, retour de
l'hémorrhagie qui finit par s'arrêter spontanément. Au bout de
18 mois seulement, consolidation de la fracture, mais en position vicieuse ; cicatrisation à peu près complète de la plaie
cutanée. Le membre n'ayant été immobilisé que pendant les
premiers mois du traitement, la jambe s'est graduellement
fléchie sur la cuisse , et le genou ankylosé dans cette position.

Etat actuel : la jambe droite présente une déformation considérable. Elle décrit une courbe à concavité antérieure et est
aplatie d'avant en arrière. Les masses musculaires du mollet ont
disparu ; elles sont remplacées par un tissu cicatriciel adhérent
aux os et occupant toute la partie moyenne de la jambe. Le

cal est difforme et d'une solidité peut-être douteuse — incapable à coup sûr de supporter des tractions énergiques. La jambe offre un raccourcissement de six centimètres.

Le genou droit n'a jamais été ni douloureux, ni tuméfié ; il s'est fléchi sans phénomènes inflammatoires. L'angle de flexion est obtus et mesure 100° environ, mais la déformation semble considérable, car la jambe, courbée en faucille à partir de la tubérosité antérieure du tibia, fait croire au premier abord à une ankylose à angle très aigu, le talon touchant presque la fesse. Il est possible d'imprimer à l'articulation quelques mouvements, mais dans une étendue de 20° seulement. Pas de subluxation ni de] déviation du tibia en dehors. La rotule est complètement immobile : ses contours sont mal limités. Les parties molles du creux poplité sont souples, les tendons fléchisseurs peu tendus, et cette tension reste faible, même lorsqu'on essaie de faire l'extension forcée, qui donne lieu à quelques craquements dans l'article. Toutes les articulations du pied sont raides et un peu douloureuses. Etat général du malade assez bon.

Le 17 octobre, le malade étant anesthésié, M. Robin applique son appareil sous la surveillance de M. Mollière. L'opération est faite avec beaucoup de prudence, car, dès le début, on rencontre une résistance plus grande qu'on ne l'avait cru. Le levier de l'arthroclaste est soulevé progressivement, l'articulation cède peu à peu, faisant entendre une sorte de crépitation, puis un craquement sec. A ce moment le membre est à peu près redressé. L'opération a duré environ 30 secondes. L'appareil est enlevé pendant qu'un aide, faisant l'extension sur la jambe, s'oppose au retour de la flexion. Au moment où on s'apprête à appliquer un bandage plâtré, on s'aperçoit que le pied est un peu congestionné, mais cette congestion disparaît dès qu'on replace le membre dans une légère flexion, elle reparaît dès qu'on veut de nouveau étendre complètement le genou. On est conduit ainsi à immobiliser le

-membre légèrement fléchi. Ces troubles circulatoires nous semblent dus au tiraillement éprouvé par les vaisseaux non au niveau du creux poplité qui est parfaitement souple, mais un peu plus bas, où ils sont englobés dans le tissu de cicatrice qui occupe tout le membre, os et parties molles.

Le 17 au soir, on ne constate aucun trouble circulatoire. Le pied a sa coloration, sa température, sa sensibilité normales.

18 octobre. Le malade accuse une douleur, très supportable du reste, au niveau du genou. Pas la moindre tuméfaction. Apyrexie complète.

25 octobre. La douleur a complètement disparu. On enlève l'appareil plâtré pour juger de l'état du membre ; on aperçoit alors dans le creux poplité une légère ecchymose paraissant déjà en voie de regression. Il est facile, par une légère traction, d'étendre complètement le membre, sans que l'on voie reparaître les troubles circulatoires qui avaient suivi l'opération. Application d'un bandage silicaté.

30 octobre. Rien de particulier à signaler jusqu'à ce jour, aucune douleur au niveau du genou.

7 décembre. On fend le bandage silicaté. Les téguments ont tout-à-fait leur aspect normal, l'ecchymose du creux poplité a complètement disparu. Il est possible d'imprimer quelques mouvements à l'article. La rectitude n'est pas absolue, le membre est fléchi à 10 ou 15 degrés environ, mais cette flexion semble plus prononcée grâce à l'incurvation de la jambe. La direction générale du membre est cependant à peu près rectiligne. On fait construire au malade un tuteur muni d'un pilon de 7 à 8 centimètres pour remédier au raccourcissement de la jambe.

Chez ce malade, le redressement manuel eût été complètement impossible. On eût risqué, en exerçant la moindre traction sur la jambe, de produire une nouvelle fracture, dans des os à peine consolidés.

L'extrémité supérieure du tibia avait été épargnée par le traumatisme dans une étendue de 5 centimètres à peine. C'était insuffisant pour fournir un point d'appui aux mains de l'opérateur, c'était plus qu'il n'en fallait pour l'application du collier de cuir.

Ce redressement va permettre l'emploi d'un appareil prothétique; il aura donc été véritablement utile au malade.

OBSERVATION IV

Bellet, Jean, 46 ans, journalier, entre à l'Hôtel-Dieu le 7 décembre 1882, salle St-Joseph, 8, service de M. D. Mollière.

Pas de maladies antérieures. Pas d'habitudes alcooliques.

Il y a quatre mois, cet homme tomba sur le tranchant d'une faux, et se fit une large plaie transversale à la partie antérieure du genou gauche. Il parvint à se relever, mais il lui fut impossible de marcher; le ligament rotulien était complétement divisé, et l'articulation probablement ouverte. Le blessé ne reçut les secours d'un médecin que quatre jours après l'accident. Les bords de la plaie cutanée furent réunis par trois épingles, mais on négligea de pratiquer la suture du tendon rotulien, et d'immobiliser le membre. Peu de temps après, suppuration abondante, réouverture de la plaie, flexion progressive de la jambe. Etat général grave pendant sept ou huit jours. Peu à peu amendement des symptômes inflammatoires. Cicatrisation de la plaie au bout de deux mois, mais persistance de la flexion.

Etat actuel. La jambe est fléchie à angle droit sur la cuisse. Les mouvements spontanés sont abolis ; il est permis d'imprimer à l'articulation des mouvements de flexion et d'extension mais dans une étendue de 20° à peine. Le malade ne souffre que lorsqu'on fait mouvoir sa jambe. Sur la face antérieure du genou, à deux travers de doigt au-dessus de la tubérosité antérieure du tibia, large cicatrice transversale encore rouge, adhérente aux parties profondes dans sa partie externe, un peu mobile en dedans. La rotule est fixée bien au-dessus des condyles et ne peut être mobilisée ; les mouvements de flexion imprimés à la jambe sont sans effet sur elle, et ne font pas paraître la saillie normale du tendon rotulien. Le creux poplité est souple. Les tendons fléchisseurs ne sont pas rétractés. Pas d'atrophie du membre inférieur. L'état général est excellent.

12 décembre. Le malade étant anesthésié, on procède au redressement, que l'on conduit avec beaucoup de prudence. On suspend à plusieurs reprises les manœuvres pour mieux ménager la cicatrice de la face antérieure du genou qui se plisse à mesure que le membre reprend sa rectitude. On obtient, au bout d'une minute environ, une extension complète ; la persistance des battements de la pédieuse indique que la poplitée s'est parfaitement prêtée à l'extension. Les téguments sont intacts, à peine remarque-t-on une très légère excoriation au niveau de la cicatrice. Immobilisation dans un appareil plâtré.

12 décembre, soir. Le malade est un peu agité, inquiet, il se plaint de souffrir de son genou, mais ces douleurs disparaissent complètement à 10 heures du soir. Température normale.

13 décembre. Le genou n'est plus douloureux, pas de tuméfaction bien marquée. Aucune réaction fébrile.

22 décembre. Rien de particulier jusqu'à ce jour.

En somme tout fait espérer une guérison rapide et sûre.

Les quatre observations que nous venons de publier sont bien faites pour démontrer la puissance et la précision de l'appareil de M. Robin. La rupture s'est toujours faite dans l'interligne et sans aucun accident. Cette innocuité n'est pas un simple fait du hasard : elle résulte de la perfection avec laquelle chaque partie de l'appareil remplit le rôle qui lui est plus particulièrement dévolu.

La cuisse est solidement maintenue par la gouttière fixée en arrière par les embrasses d'acier, en avant par la fourchette métallique, c'est-à-dire par le point d'appui du levier. Le fémur est immobilisé d'une façon absolue dans ses deux tiers inférieurs ; il ne saurait donc subir aucun mouvement d'inflexion ou de bascule : os et parties molles, étreintes comme dans un étau, font pour ainsi dire corps avec l'appareil, et ne peuvent céder qu'avec lui. Du reste, plus la force que l'on déploie est grande, plus l'immobilisation du membre est parfaite, car le levier à l'aide duquel on redresse l'ankylose a son point d'appui sur l'appareil de fixation lui-même.

Une compression aussi énergique peut, au premier abord, paraître dangereuse ; nous n'avons cependant jamais déterminé la moindre contusion. La grandeur de la gouttière, la façon parfaite dont elle s'adapte au membre grâce au moule de gutta-percha qui garnit sa face interne, permettent d'éviter tout accident en répartissant la pression sur une large surface. Du reste, le redressement dure une minute au plus, et le système d'échappement permet de libérer rapidement le membre.

Le collier redresseur placé très près de la gouttière agit directement sur l'extrémité supérieure du tibia qu'il attire en avant. Tout mouvement de bascule en arrière est absolument impossible. Dès lors on n'a plus à redouter ni la luxation ni la fracture de cet os. Grâce au rapprochement de l'appareil de fixation et du collier, le champ opératoire se trouve très limité, et la rupture ne saurait se produire qu'au niveau de l'articulation qui seule n'est pas maintenue. C'est, en effet, ce qui s'est passé chez tous les malades dont nous avons rapporté les observations.

La lame de cuir qui embrasse la face postérieure du membre, protège les téguments contre toute excoriation. Elle ne saurait cependant empêcher leur déchirure s'ils sont incapables de se distendre autant que l'exige le redressement. Mais en procédant avec prudence, en suspendant de temps à autre les manœuvres, pour juger de l'état de tension des tissus du creux poplité, il sera toujours permis d'éviter un pareil accident.

La rupture, la compression des nerfs et des vaisseaux restent toujours pour nous un sujet d'appréhension. Ces accidents sont cependant moins à redouter qu'avec les autres procédés de redressement; car l'arthroclaste permet d'éviter d'une façon certaine la luxation et la fracture du tibia: il supprime ainsi deux causes fréquentes de lésions vasculaires.

C'est surtout pour éviter la déchirure des téguments et des vaisseaux que les chirurgiens ont adopté le redressement manuel, qui substitue une force intelligente à la puissance brutale et aveugle des machines inventées jusqu'à ce jour. En se servant

seulement de ses mains, l'opérateur peut en effet me-
surer ses efforts, se rendre compte à chaque instant
des progrès de redressement, et surtout cesser les
manœuvres dès qu'elles offrent quelque danger.
L'arthroclasie, telle que nous la pratiquons, présente absolument les mêmes avantages. Le levier
transmet fidèlement à la main qui le soulève la
sensation des résistances, et permet de bien apprécier la force nécessaire pour triompher de la rétraction des tissus. Dès qu'on redoute le moindre accident,
on peut suspendre immédiatement le redressement ;
il suffit pour cela d'abaisser simplement le levier. Si
l'ankylose est un peu solide, le redressement manuel devient incertain et dangereux : la nécessité où
l'opérateur se trouve d'agir sur un bras de levier
relativement long, de saisir la jambe loin de l'articulation, expose d'une façon toute particulière à la
luxation, aux fractures et à toutes leurs conséquences. Ce qui fait au contraire la supériorité de
l'arthroclaste c'est qu'il ne perd jamais de sa précision et de son innocuité, quelle que soit la puissance qu'il déploie.

CHAPITRE V

Indications et contre-indications.

L'ankylose angulaire du genou, par le raccourcissement qu'elle détermine, apporte toujours un obstacle considérable aux fonctions du membre. Dès que la flexion est un peu prononcée, si elle approche et à plus forte raison si elle dépasse l'angle droit, la marche n'est possible qu'à l'aide d'un pilon ou de béquilles; la jambe dirigée en arrière n'est plus qu'un membre inutile, qu'un sujet de gêne et quelquefois de souffrance dont plusieurs malades ont demandé à être débarrassés par l'amputation. L'ankylose rectiligne est loin d'avoir les mêmes inconvénients : le pied reposant sur le sol par la plus grande partie de sa face plantaire, la locomotion peut s'effectuer sans fatigue et sans claudication bien marquée. Il est donc de toute nécessité de rendre au membre inférieur sa rectitude, sinon l'intégrité de ses mouvements.

Pour nous, toute ankylose du genou est justiciable du redressement, lorsque les phénomènes inflammatoires ont disparu, que les os ont conservé, du moins en partie, leurs formes et leurs rapports, que les téguments et les organes du creux poplité sont encore assez souples pour se prêter à une certaine distension. Mais on ne rencontre pas toujours des conditions aussi favorables ; il est des cas où l'opportunité du redressement peut être sinon absolument contre-indiquée, du moins fort discutable. Ce sont ces cas que nous nous proposons d'examiner d'une façon toute spéciale. En outre, nous pouvons rendre au membre sa rectitude de deux manières différentes: par ostéoclasie, ou par arthroclasie. Chacun de ces procédés a ses indications particulières qu'il importe de bien étudier.

Avant d'opter entre le redressement, l'ostéotomie ou la résection, il est de toute nécessité que le chirurgien se rende un compte exact de la nature de l'ankylose, de l'état de l'articulation, des os et des parties molles ; qu'il consulte avec soin l'âge, l'état général, les prédispositions du sujet.

Il est souvent fort difficile de déterminer la nature osseuse ou fibreuse d'une ankylose, lorsque malgré la résolution musculaire provoquée par l'anesthésie, on ne peut imprimer aucun mouvement à l'article. Malgaigne conseille de saisir les deux segments du membre à une certaine distance de l'articulation, et

de chercher à les écarter ou à les rapprocher avec
force : si les douleurs que réveillent ces manœuvres
siègent au niveau de l'interligne, c'est qu'on se
trouve en présence d'une ankylose fibreuse. Dans
l'ankylose osseuse au contraire, le genou est insen-
sible, et le malade ne se plaint que de la pression des
mains de l'opérateur. Nous pouvons encore tirer
quelques renseignements de la marche qu'a suivie
la déformation : lorsque le membre continue à se
fléchir progressivement il est permis de croire que
les surfaces articulaires ne sont unies entre-elles que
par des adhérences fibreuses : dans la forme osseuse
le degré de flexion reste toujours ce qu'il était primitivement. Les données étiologiques ont aussi leur
importance : c'est en effet aux arthrites suppurées
aiguës ou chroniques que succède le plus souvent
l'ankylose par fusion. Quelle que soit la valeur des
signes que nous venons de donner, nous devons cependant ajouter que bien souvent le diagnostic reste
incertain.

Tous les chirurgiens, à l'exception de Louvrier,
ont regardé le redressement brusque comme absolument contre-indiqué dans l'ankylose osseuse.
Pour notre part, nous reconnaissons que la rupture
dans l'interligne expose à de nombreux accidents ;
nous la repoussons d'une façon formelle et cela pour
les raisons suivantes :

L'ostéoclasie pratiquée dans la soudure osseuse
ne peut donner, malgré sa précision, qu'une fracture
nette et transversale ; il est impossible en effet que
les extrémités articulaires fusionnées puissent se

décoller, qu'on nous pardonne cette expression, de
manière à recouvrer leurs formes normales, qui
seules peuvent, après le redressement, leur permettre de s'emboîter d'une façon parfaite. Dès lors,
par le brisement dans l'interligne, on crée à la
partie postérieure de l'articulation un entrebaille-
ment d'autant plus considérable que la masse osseuse sur laquelle on agit présente elle-même une
plus grande épaisseur : on conçoit sans peine qu'in-
dépendamment des accidents qui peuvent survenir,
la nature soit incapable de faire les frais d'une
pareille consolidation. En outre le tissu de la synostose et des épiphyses a pu se condenser au point
d'opposer au redressement un obstacle qu'on ne
saurait surmonter sans déployer une force énorme,
et cela au détriment des parties molles. D'autres fois
au contraire il en est encore à ce stade de raréfaction qui touche de si près à l'état inflammatoire.
Il cède alors facilement aux agents mécaniques
malgré son épaisseur, mais on peut craindre que
le processus morbide, à peine éteint, vienne à être
réveillé par le traumatisme.

L'ostéoclasie fémorale, telle que nous la proposons,
est loin d'offrir tous ces dangers. La fracture ne porte
plus sur un tissu osseux profondément modifié par
l'inflammation, mais sur un os sain puisqu'il est toujours permis de remonter au-dessus des lésions sup-
posées. L'entrebâillement des fragments, nécessaire
pour corriger la déformation est peu considérable
car l'épaisseur de l'os au point fracturé est relativement faible si on la compare au volume du bloc os-

seux qui a remplacé l'articulation. Dès lors l'ostéoclasie appliquée au redressement de l'ankylose osseuse du genou n'offre pas plus de dangers qu'une simple fracture de cuisse.

Dans l'ankylose fibreuse complète, lorsque des liens courts et résistants unissent les surfaces articulaires d'une façon assez intime pour rendre tout mouvement impossible, l'ostéoclasie au-dessus serait peut-être préférable à l'arthroclasie : c'est un point sur lequel nous n'osons encore nous prononcer, quoique nous ayons réussi à redresser dans l'article une ankylose complète chez le malade qui fait le sujet de notre première observation.

L'arthroclasie est plus spécialement applicable à l'ankylose incomplète : il est alors permis d'espérer une rupture facile des adhérences puisqu'elles sont encore assez lâches pour permettre quelques mouvements.

Quelle que soit la forme de l'ankylose, il faut encore tenir compte du degré de flexion, des déformations des os et des changements de rapports des surfaces articulaires.

Le degré de flexion est rarement assez prononcé pour devenir une contre-indication formelle du redressement. Tout dépendra de l'état des parties molles du creux poplité. Nous croyons cependant que pour l'ankylose osseuse il faut renoncer à l'ostéoclasie, si l'angle de flexion est inférieur à 70°. Le redressement nécessiterait entre les deux fragments du fémur un écart trop grand pour permettre une consolidation rapide et sûre : de plus la déformation compensatrice serait beaucoup trop prononcée.

Dans certaines ankyloses, les extrémités osseuses subissent des modifications très prononcées dans leurs formes : souvent elles se détruisent en partie par pression réciproque et les os après le redressement n'ont entre eux que des points de contact trop restreints pour constituer une synostose solide. L'arthroclasie ne saurait donc être d'aucune utilité.

D'autrefois c'est une déformation inverse que l'on observe ; les condyles du fémur ont augmenté de volume et débordent en avant le plateau tibial. Dans les cas où cette hypertrophie est peu accusée, on peut encore tenter le redressement ; il est bon alors de procéder comme nous l'avons indiqué pour la réduction des luxations spontanées, c'est-à-dire de faire exécuter au tibia un mouvement de bascule qui porte en avant son extrémité supérieure.

Lorsque la flexion de l'article a débuté dans l'enfance et persisté jusqu'à la puberté, ce n'est plus une simple hypertrophie, mais un allongement quelquefois considérable des condyles du fémur que l'on est appelé à constater. L'épiphyse fémorale n'étant plus gênée dans son développement par la pression du tibia et par le poids du corps, a pu s'accroître démesurément dans le sens du grand axe de l'os, laissant bien loin derrière elle le plateau tibial. Cette déformation ainsi que le fait remarquer M. Poinsot n'est justiciable que de la résection.

Certains auteurs, Velpeau entre autres, ont donné à la soudure de la rotule, une importance qu'elle ne mérite certainement pas, et l'ont regardée comme un obstacle presque insurmontable. Bonnet lui-

même s'abstenait de redresser lorsque la rotule ré-
sistait aux premières manœuvres. En 1853, Schuh
de Vienne, mobilisait la rotule avec le ciseau et le
maillet, et redressait ensuite le membre : Richardson l'imitait en 1877. Nous avons déjà parlé du rôle
que joue cet os dans la production de la luxation
en arrière pendant le redressement. Avec l'appareil
de M. Robin cette luxation est impossible. L'extrémité supérieure du tibia vient presser directement sur la rotule et la décolle facilement si
la soudure osseuse n'est que partielle, ce qui est
le cas le plus fréquent. Lorsque la fusion est
complète, la rotule a ordinairement subi de telles
modifications, s'est tellement aplatie qu'elle forme
à peine un léger relief sur le condyle. Dès lors elle ne
peut s'opposer au redressement, mais elle retarde la
consolidation de l'article.

La luxation en arrière a été regardée par beaucoup
de chirurgiens comme une contre-indication du redressement, et, en effet, lorsque le plateau tibial tout
entier s'est porté derrière le fémur, que l'ankylose est
ancienne, il est fort difficile de réduire ; il est vrai
qu'on peut redresser le membre en laissant subsister
la luxation, mais on s'expose ainsi à des compressions
vasculaires, et sans aucun avantage, car le membre
reste trop faible pour supporter le poids du corps.
Lorsque le déplacement en arrière est peu prononcé,
ou que l'on n'a affaire qu'à une simple subluxation,
la contre-indication n'existe plus et nous avons mon-
tré comment dans ce cas il faut pratiquer le redressement. Il y a donc, à propos de la luxation en arrière,

une question de degré qu'il est du devoir du chirurgien de bien apprécier.

L'inflexion du tibia en arrière, au niveau de la ligne
épiphysaire, a été souvent prise pour une luxation.
Sonnenburg a particulièrement appelé l'attention sur
cette déformation qui est assez fréquente chez les enfants, mais qui se remarque aussi chez les adultes
lorsque l'os ramolli par le processus inflammatoire
est devenu incapable de résister à l'action des fléchisseurs. Comme cette inflexion siège à peu de distance
de l'article, un centimètre et demi à peine, on conçoit qu'elle puisse en imposer pour une luxation. On
évitera cette erreur en déterminant avec soin l'interligne qui se trouve à un centimètre au-dessus de la
partie la plus saillante de la tête du péroné. Lorsqu'on pratiquait le redressement par extension forcée, en exerçant des tractions sur la jambe, il n'était
pas rare de voir cette inflexion épiphysaire se trans-
former en fracture, mais avec l'appareil de M. Robin,
il n'y a plus à se préoccuper de cet accident, le collier
de cuir, grâce à sa largeur, soutient parfaitement
l'épiphyse et la partie voisine de la diaphyse du tibia.
Quant à la flexion épiphysaire du fémur, elle est beaucoup plus rare et ne donne lieu à aucune indication
spéciale.

Jusqu'ici nous n'avons envisagé que les lésions de
l'articulation et des os qui la constituent ; il importe
maintenant de rechercher les indications que peut
fournir l'état des parties molles périphériques.

Le creux poplité doit être de la part du chirurgien
l'objet d'une investigation attentive. Il est indispen-

sable que la peau soit assez souple pour se prêter à la distension que nécessite le redressement. Si elle est envahie par des cicatrices, si une inflammation chronique, un eczema ou toute autre cause a provoqué son épaississement, il est prudent de ne pas redresser immédiatement, car les téguments risquent de se déchirer. On cherchera à les assouplir par le massage, les onctions, la sudation, les bains, et peut-être plus tard pourra-t-on pratiquer le redressement. Plusieurs séances seront alors nécessaires pour arriver sans danger à la rectitude complète. Le chirurgien devra s'arrêter, ainsi que le recommande Billroth, dès que la tension de la cicatrice deviendra menaçante. Grâce à cette sage lenteur, on pourra dans bien des cas triompher sans accident de la résistance cutanée. Le plus souvent la peau adhère solidement aux parties profondes et ne cède qu'avec elles. Nussbaum, dans ces cas, conseillait de pratiquer le débridement sous-cutané avant de redresser.

Si par la palpation on reconnaît que le creux poplité tout entier est occupé par des masses fibreuses englobant les différents tissus, il faut s'abstenir d'une façon formelle de toute tentative de redressement. L'ostéotomie elle-même, est souvent incapable de rétablir la rectitude : malgré l'ablation du coin osseux, les liens fibreux situés en arrière de l'articulation peuvent, à eux seuls, maintenir la flexion, et on ne saurait vaincre leur résistance sans risquer de déchirer les vaisseaux et les nerfs étreints dans le tissu de cicatrice.

En raison de la gravité des ruptures vasculaires

on ne peut s'entourer de trop de précautions pour les prévenir. Alors même que la palpation la plus minutieuse ne fait rien découvrir dans le creux poplité, il importe de procéder à un examen attentif de la jambe et du pied. Un léger œdème, la faiblesse ou la suppression du pouls tibial, la diminution ou la perte de la sensibilité, la paralysie de certains groupes musculaires peuvent révéler une compression du paquet vasculo-nerveux par des brides fibreuses qui ont échappé à l'exploration. Dans l'ankylose incomplète, les troubles que nous venons de signaler, deviendront plus évidents si l'on essaie d'étendre le membre. Le redressement est toujours contre-indiqué dans ces cas, et à plus forte raison si l'on constate en même temps un état athéromateux des artères.

La date plus ou moins éloignée à laquelle remonte le début de l'ankylose ne constitue pas en l'absence de toute autre complication une contre-indication sérieuse au redressement. Mais comme il est d'autant plus facile de rompre les adhérences que celles-ci sont plus récentes, il importe d'intervenir le plus tôt possible, à condition toutefois que le processus inflammatoire soit tout à fait éteint. Nous touchons là à une des questions les plus controversées de la thérapeutique articulaire.

Il est souvent difficile d'affirmer que l'inflammation a complètement disparu, malgré la cicatrisation des fistules et l'absence de tuméfaction. La persistance des douleurs spontanées ou provoquées et surtout le caractère de ces douleurs peuvent éclairer le diagnostic. Lorsqu'on essaie de faire exécuter quelques mouvements à une articulation encore enflammée, les souffrances que l'on détermine sont très-vives et persistent pendant assez longtemps. Si le processus inflamatoire est éteint, les douleurs sont moins fortes et disparaissent dès qu'on cesse d'agir sur l'article. La suppuration articulaire, les abcès, les fistules n'ont pas toujours été regardés comme des contre-indications au redressement. Dans la *Gazette des Hôpitaux* du 7 septembre 1839, il est dit en parlant de Louvrier : « que déjà il a eu l'occasion d'opérer sur des membres atteints d'abcès scrofuleux en plein état de suppuration, qui, chose incroyable ont été résorbés et cicatrisés en même temps que l'ankylose détruite. » Bonnet lui-même professait que le redressement était le meilleur moyen de favoriser la résolution des engorgements ; mais il semble être revenu dans les dernières années de sa vie sur ce que cette assertion avait de trop absolu. A l'étranger, Max de Langenbeck croit que les abcès chroniques, les processus carieux ou nécrotiques ne sont pas des contre-indications au redressement, qui peut, au contraire, amener une amélioration rapide. Nussbaum ne craint pas de redresser malgré la persistance des fistules. D'autres chirurgiens beaucoup plus prudents reconnaissent que, tant que les phénomènes inflammatoires subsistent, les appareils doivent avoir pour but d'arrêter la déviation et non de combattre celle qui est déjà produite (Schuh, de Vienne).

Dans tous les cas que nous venons de signaler, nous croyons, pour notre part, qu'il est dangereux de

vouloir étendre le membre à tout prix. L'arthroclasie peut en effet ramener à l'état aigu une inflammation à peine apaisée, ou provoquer une suppuration que l'expectation aurait permis d'éviter. L'ostéoclasie pratiquée au voisinage des fistules encore ou-
vertes expose à tous les accidents des fractures dont
le foyer est au contact de l'air. Nous croyons également
ment que cette opération serait dangereuse si elle
portait sur des os atteints d'ostéite ou de carie. Il
nous semble donc plus rationnel de lutter d'abord
contre l'état aigu par les antiphlogistiques et l'immobilisation, contre l'état chronique par les révulsifs et
les autres moyens appropriés, et de ne tenter le redressement qu'après la disparition complète des phénomènes inflammatoires.

Dans ses recherches sur l'entorse des ankyloses,
M. Campenon a fait plusieurs remarques pouvant
s'appliquer parfaitement au redressement dans l'interligne, lequel n'est en somme qu'une entorse faite
par le chirurgien dans un but thérapeutique. Si l'ankylose a succédé à une arthrite rhumatismale ou
traumatique, l'entorse ne détermine que très rarement un retour à l'état inflammatoire : le contraire
s'observe dans les ankyloses consécutives à des tu-
meurs blanches. Si nous examinons maintenant les
résultats donnés par le redressement, nous trouvons
que les plus beaux succès ont été obtenus dans les
cas où l'ankylose était le résultat éloigné d'un traumatisme ou d'une affection rhumatismale. Il n'est
donc pas inutile de remonter à l'étiologie de l'ankylose
pour justifier l'intervention, et en prévoir les suites.

Pour que le membre une fois ramené en position rectiligne puisse être de quelque utilité au malade, il est de toute nécessité que la nature soit capable de faire les frais d'une consolidation suffisante. Il est donc inutile de pratiquer le redressement chez les individus cachectiques, affaiblis par une suppuration trop prolongée ou porteurs de lésions tuberculeuses graves.

L'âge trop avancé du sujet est pour Bonnet un motif d'abstention que nous admettons volontiers; car l'immobilité quelquefois prolongée, à laquelle doit être soumis le malade après le redressement, a souvent des suites funestes chez les vieillards. Il est indiqué, au contraire, chez les enfants d'intervenir le plus tôt possible; car on a à redouter cet allongement des condyles que nous avons signalé, et l'atrophie du membre qui se fait beaucoup plus rapidement que chez l'adulte.

Nous en avons fini avec l'exposé des indications et des contre-indications du redressement. Nous nous sommes efforcé dans ce chapitre d'envisager l'ankylose angulaire du genou sous ses divers aspects, de prévoir les différents cas qui peuvent se présenter. Nous avons vu que l'arthroclasie s'appliquait exclusivement à l'ankylose fibreuse incomplète; que la forme osseuse était plus particulièrement justiciable de l'ostéoclasie. Dans les cas où ces opérations seraient absolument contre indiquées il resterait comme dernière ressource la resection, plus dangereuse, mais qui cependant a perdu de sa gravité depuis l'emploi méthodique du pansement de Lister.

CONCLUSIONS

Arrivé au terme de ce travail nous croyons pouvoir conclure :

1° Que l'arthroclasie pratiquée à l'aide de l'appareil de M. Robin est préférable à tous les autres procédés de redressement manuel ou mécanique.

2° Que l'ostéoclasie fémorale, grâce à la netteté et à la précision avec laquelle l'ostéoclaste permet de briser le fémur, est destinée à remplacer dans un grand nombre de cas la résection et l'ostéotomie.

INDEX BIBLIOGRAPHIQUE

BAUER (L.). — *Gaz. med. Americ.* IX. 4 avril 1858.

BERARD. — Rapport sur la méthode de Louvrier relativement au redressement de l'ankylose angulaire du genou. — *Bulletin de l'Académie,* t. VI, 638-656, 1841.

BERARDO CONSTANTINI. — Du traitement sans aucune section de l'ank. ang. du genou. — *Lyon médical,* 1871, t. VII, p. 101 ; résumé de M. Aubert.

BILLROTH. — *Eléments de pathologie chirurgicale.* Trad. du Dr Culmans. Paris, 1868.

BONNET. — *Traité des mal. articul.,* 1845. — *Mém. sur la rupture de l'ank. du genou et sur sa combinaison avec les sections sous-cutanées. Gaz. méd. de Paris,* 1850. — *Traité de thérapeutique des maladies articulaires,* 1853.

BORELLI. — *Gaz. med. italiana,* janv. à déc. 1863.

BOUVIER. — Art. Genou. *Dict. de médecine et de chirurgie pratiques,* 1833.

BROODHURST. — *On ankylosis.* London, 1861.

BUSCH. — Beitrag zur Kenntniss der Contracturen in Hüft und Kniegelenke sowie, etc. *Archiv. fur klinis Chir. von B. Langenbeck, B. IV, H. I,* 1863.

CAMPENON. — *Recherches anatomiques et cliniques sur le trait. de l'entorse des ank.* Th. de Paris, 1879.

Cazenave. — *Journ. des connaiss. méd. chirurg.*, p. 201 à 203. Mai, 1837.

Celse. — Livre VII, chap. iv, sect. 2.

Chaboux. — *De la rupture de l'ankylose du genou.* Th. Paris, 1879.

Chailly. — *Etude sur les ankyloses et leur traitement.* Th. Paris, 1874.

Chalot. — *Comparer entre eux les divers moyens de diérèse.* Thèse d'agrégation, 1878.

Cloquet (J.). — Art. Ankylose, *Dict. de médecine* en 30 volumes.

Delore. — Du traitement des ankyloses. *Compte rendu et mém. du Congrès médical de Lyon,* p. 216, 1865.

Demarquay. — *Bulletin de la Société de Chirurgie de Paris,* 1859.

Denucé. — Ankylose in nouv. *Dict. de méd. et de chir. pratiques,* 1865.

Dieffenbach. — Chirurg. Erfahrungen. Trad. par Philipps.

Duval. — *Traité pratique de la fausse ankyl. du genou,* 2ᵉ édit. 1843.

Fabrice de Hilden. — De Ichore et meliceria, chap. xxv et xxvi, p. 881 à 885. Edit. 1846.

Friedberg (Hermann). — Vierteljahrschrift für die praktische Heilkunde herausgegeben von der medicischen Facultät in Prag. 1856.

Giorcelli. — *Gaz. Sarda II.* 1859.

Guyon et Panas. — *Leçons d'orthopédie professées par Malgaigne,* 1862.

Hippocrate. — *Œuvres.* Trad. Littré, t. III, p. 545 à 561.

Holl. — *Archiv. für. Klink. chir.* B. XXII, H. 2. s. 374.

Homans. — False ankylosis of the knee joint, etc. (Boston. Med. and Surg. Journ. 19 octobre 1876). Analyse dans la *Revue des Sciences médicales,* t. II, p. 293, 1878.

Jourdan. — Art. Ankylose in *Dict. des Sciences médicales,* 1812.

Langenbeck (Max de). — Die gewaltsame Streckung der Knie-contracturen, etc. Schmidtsjahrbücher. Leipzig, 1859, Bd 104, S. 260.

Laugier. — *Bulletin chirurgical,* nᵒˢ 5 et 6. Déc. 1839, janv. 1840.

Louvrier. — Du redressement forcé de l'ankylose par la méthode de : — *Gaz. des Hôpitaux*, 1839 (p. 362, 399, 504, 539, 572) ; 1840 (p. 5, 66, 89, 312).

LUTENS. — *Annales de la Société des Sciences médicales d'Anvers*, 1841. — *Annales de la Société de méd. d'Anvers*, mai 1843, et *Bulletin général de thérapeut.*, t. XXIV.

MACEWEN. — *Ostéotomie.* Trad. 1882.

MAISONNEUVE. — Application de la méthode diaclastique, *in Clin. chir.*, 1863, t. II, p. 622.

MALGAIGNE. — *Leçons d'orthopédie recueillies par Guyon et Panas.* Paris, 1862.

MANGET. — *Trésor de chirurgie*, 1721.

MAYOR. — *Traité accéléré des ankyloses.* 1841.

MELLET. — *Manuel d'orthopédie.* 1835.

NAUDEAU. — *Journal de méd., chir., pharmacie, etc.,* t. LXXV, avril 1788.

NEPVEU. — *De l'ostéotomie et de l'ostéoclasie au point de vue orthopédique.* — *Arch. gén. de méd.*, 6e série, t. XXVI, 1875.

NUSSBAUM. — Die Path. u. Therap. der Ankylosen, München, 1862.

OLLIER. — Ankylose, in *Dict. encycl. des Sc. méd.*, 1re série, t. V, p. 183, 1866.

PANAS. — Genou. — *Nouv. dict. de méd. et de chirurg. pratiques.* Paris, 1865.

PARÉ (A.). — *Œuvres*, par Malgaigne, 1841, t. II, p. 320.

PAUL D'EGINE. — Livre IV, chap. IV.

PERUZZI (Domenico). — Ippocratico, 1869.

PHILIPPEAUX. — Thérapeutique des ankyloses, In *Compte rendu et Mém. du Congrès médical de France*, 1864, p. 244. Lyon, 1865.

PLATT-BURR. — The American Journ. of. med. sciences. — *Journal de Malgaigne*, t. IV, 1846, p. 279.

POINSOT. — De la résection du genou dans son application à l'ank. ang. *(Bull. et Mém. de la Soc. de chir.*, 1879, t. V, p. 461.

REY (de Barcelone). — Anchilosis de la Rodilla. — Curacion. Encicl. med. farm., Barcelone, 1878, II, 321-324.

RHEA-BARTON. — On the tract. of ankylosis, etc. Philad., 1827.

RICHARDSON. — *The Lancet*, vol. XI, p. 183, 1877.

RICHERAND. — *Leçons du citoyen Boyer, etc.*, 1803, t. II, p. 229, et *Nosog. chirurg.*, 1805, t. II. p. 288.

RICHET. — *Des opérations applicables aux ankyl.* Th. de concours de méd. opérat., 1850.

RIZZOLI. — *Clin. chirurg*. Trad. du Dr Andreini, 1872.

ROBIN (Victor). — *Trait. du genu valgum à tous les âges, par ostéoclasie mécanique*. Th. Lyon, 1882.

SANSON (L.-J.). — Ankylose *in Dict. méd. et chir. pratiques*, 1829.

SALOMON. — Ueber Brisement forcé. *Med. Cent. Zeitung*, XXVII, s. 93-94.

SCHILDBACH. — Bericht über neuere Heilgynmastik u. Orthopadie, 1858 ; Schmidtsjahrbücher. Leipzig, v. 127, p. 342, 1867.

SCHUH. — Ueber die Contract., etc. *Wien. med. Wochensch.*, s. 1-5, 1853.

SONNENBURG. — Die spont. Lux. des Kniegel. — Deutsche Zeitschr. f. Chir. VI n° 2, 1876. — Revue de Hayem, t. VIII, p. 689.

STROMEYER. — Schmidtsjahrbücher, t. VI, p. 176.

TENNER. — Archiv. f. Phys. Heilk., p. 169, 1857.

VELPEAU. — Genou. *Dict. de méd.* en 30 vol. 1836. — *Leçons de clin. chir.*, 1841.

VERDUC. — *Tr. des lux. et des band.*, 1689, p. 247.

VOLKMANN. — Gelensksteifigkeit-Ankylosis, in Hand. d. allg. u. spec. chir. Pitha u Billroth Bd. II A. 2, L. I, s. 585, Erl. 1865.

TABLE DES MATIÈRES

		Pages
Préliminaires		5
Chap. I. — Considérations historiques		9
» II. — Aperçu général des principaux procédés d'arthroclasie		20
» III. — Des accidents du redressement		28
» IV. — Description des appareils et manuel opératoire:		
	Ostéoclaste	42
	Arthroclaste	54
» V. — Indications et contre-indications		74
Conclusions		87
Index Bibliographique		89

9475 — Imp. WALTENER ET Cⁱᵉ, rue Belle-Cordière, 14 — Lyon.